RECLAIMING YOUR BODY:

**NOTES FROM THE DOCTOR**

*Diabetes & Weight Management*

侯　菲　著

# 体重革命——医生手记

医学科普丛书

## 糖尿病与体重管理



大连理工大学出版社
辽宁科学技术出版社

图书在版编目（**CIP**）数据

糖尿病与体重管理 / 侯菲著. -- 大连 : 大连理工大学出版社 ; 沈阳 : 辽宁科学技术出版社, 2025. 8. (体重革命 : 医生手记 / 曲鹏主编). -- ISBN 978-7-5685-5967-6

Ⅰ. R587.1；R589.2

中国国家版本馆CIP数据核字第2025AT8837号

糖尿病与体重管理
TANGNIAOBING YU TIZHONG GUANLI

---

出 版 人: 苏克治
策划编辑: 苏克治　顾　丰
责任编辑: 邵　婉
责任校对: 李舒宁
封面设计: 周　洁

---

出版发行: 大连理工大学出版社
（地址: 大连市软件园路80号，邮编: 116023）
电　　话: 0411–84707410　0411–84708842（营销中心）
0411–84706041（邮购及零售）
邮　　箱: dutp@dutp.cn
网　　址: https: //www.dutp.cn

---

印　　刷: 大连图腾彩色印刷有限公司
幅面尺寸: 145mm × 208mm
印　　张: 5.625
字　　数: 119 千字
版　　次: 2025 年 8 月第 1 版
印　　次: 2025 年 8 月第 1 次印刷
书　　号: ISBN 978-7-5685-5967-6
定　　价: 45.00 元

---

本书如有印装质量问题，请与我社营销中心联系更换。

# 《体重革命——医生手记》编委会

# 前言

感谢你翻开这本书。首先我们来看看你是否需要这本书帮助你重启健康？如果没有确诊糖尿病，那就先看看自己离糖尿病有多远吧？让我们一起开启这场健康大冒险！以下每一道题都是一个关键关卡，你的选择将揭示身体发出的重要信号！

**第一关：年龄大挑战**

40 岁，是身体代谢的一道分水岭。当岁月的齿轮转到这个刻度，身体的各项机能就像逐渐生锈的机器，调节血糖的能力也会慢慢变弱。请问你现在：

A. 已经迈过 40 岁门槛，正朝着更成熟的人生前进

B. 还在 40 岁之前，享受着青春的活力

**第二关：体重迷局**

体重就像一个调皮的小怪兽，稍有不慎就会悄悄“增重”。快来算算你的身体质量指数（body mass index, BMI），BMI = 体重（kg）÷［身高（m）］$^2$，看看你是：

A. BMI ≥ 24 kg/m$^2$，超重或肥胖的“重量级选手”，肚子上的肉肉在提醒你该行动啦

B. BMI 在 18.5 kg/m$^2$ ~ 23.9 kg/m$^2$ 之间，身材标准的“健康标兵”，继续保持哦

C. BMI $< 18.5\ kg/m^2$，偏瘦的“轻盈达人”，但也要注意营养均衡呀

**第三关：家族遗传密码**

家族就像一本神秘的书，可能藏着健康的遗传密码。你的直系亲属（父母、兄弟姐妹）中，有没有人被糖尿病“选中”呢？

A. 有亲属患有糖尿病，感觉小警钟已经在耳边敲响

B. 家族中没有糖尿病患者，暂时松了一口气

**第四关：生活方式大冒险**

生活方式是决定健康的关键钥匙，快来看看你的生活属于哪种模式：

A. 长期“沙发土豆”模式，很少运动，还偏爱炸鸡、奶茶等高热量食物，偶尔还会抽烟、小酌

B. 偶尔运动，饮食比较均衡，基本不抽烟喝酒，生活还算健康

C. 运动达人，每天坚持锻炼，饮食清淡又营养，堪称养生模范

**第五关：血压血脂小考验**

血压和血脂是健康的重要指标，它们和糖尿病可是“好朋友”。你有没有被高血压或高血脂“找上门”呢？

A. 有高血压或高血脂，感觉健康亮起了黄灯

B. 血压和血脂都正常，真是个好消息！

（每选一个 A，就积 1 分。如果你的积分达到 3 分及以上，可要

小心啦！这意味着你患糖尿病的风险比较高，建议尽快去医院做进一步检查！）

接着来看看糖尿病风险大闯关！快来测测你的健康值。

糖尿病确诊小测试：身体发出的求救信号

如果前面的关卡让你有点担心，别着急！接下来这几道题，能帮你进一步判断是否已经患上了糖尿病。快看看你的身体有没有发出这些信号：

**第一题：口渴大作战**

最近的你，是不是总感觉嘴巴干干的，像在沙漠里行走，喝了很多水还是觉得口渴？

A. 是的！喝水量比平时多了好多，杯子几乎不离手

B. 没有这种感觉，喝水量和平时差不多

**第二题：食欲之谜**

明明已经吃饱了饭，可没过多久又感觉肚子饿，食量也比以前大了不少，这说的是你吗？

A. 没错！总是饿得快，感觉自己像个“大胃王”

B. 食欲正常，没有这种情况

**第三题：排尿大冒险**

你的排尿次数和尿量有没有悄悄发生变化？比如晚上频繁起夜，

跑厕所的次数变多了。

A. 有！感觉去厕所的频率明显增加，尿量也变多了

B. 排尿正常，和平时一样

**第四题：体重魔法**

在没有刻意减肥的情况下，体重突然下降，像是被施了“减重魔法”。你有没有遇到这种情况？

A. 有！体重在短时间内下降了不少，有点担心

B. 体重比较稳定，没有明显变化

**第五题：其他症状大挑战**

除了上面这些，你有没有经常感觉到浑身没力气，像被抽走了能量；或者发现视力变得模糊，看东西不太清楚；还有皮肤瘙痒，尤其是女性外阴瘙痒。

A. 有好几个症状，感觉身体不太对劲

B. 有个别症状，有点小担心

C. 没有这些症状，身体棒棒哒

（如果出现多个 A 选项，那就要高度警惕了！很有可能是糖尿病在“捣乱”，一定要尽快去医院做专业检查，可别忽视身体发出的这些重要信号哦！）

最后，糖尿病肥胖患者减重自测：你是否急需这本书来指导你甩

掉“甜蜜负担”，重启健康呢?

1. 体重“爆表”了吗?先看看自己的身体质量指数。如果 BMI ≥ 24 $kg/m^2$，你已经踏入超重行列啦！要是 BMI ≥ 28 $kg/m^2$，那就是肥胖“大军”中的一员咯。就像汽车超载跑起来费劲，咱们身体“超载”，血糖也会跟着“捣乱”。所以 BMI 超标的话，减重就像消防员灭火一样，得赶紧安排上！

2. “游泳圈”太醒目?有没有发现自己肚子上的“游泳圈”越来越厚啦?测量一下腰围，若男性腰围≥ 90 cm，女性腰围≥ 85 cm，这“游泳圈”可就不是装饰，而是健康警报啦！脂肪多的腹部，会像个小恶魔，干扰身体代谢，让胰岛素“工作”变难，血糖也不“听话”。要是腰围超标，那还等啥，快开启减重行动！

3. 血糖“坐过山车”?最近测血糖，是不是像“坐过山车”一样，忽高忽低?明明按时吃药、打胰岛素，可血糖就是不“老实”。肥胖会让身体对胰岛素不那么敏感，胰岛素想控制血糖，却像在棉花上使劲，使不上力。要是血糖总失控，减重就是帮助胰岛素“重振威风”的法宝，得赶快行动起来！

4. 气喘吁吁的日常?爬几层楼梯就气喘吁吁，走几步路就累得不行?肥胖让身体负担太重，心脏、肺等器官都在喊“救命”。身体能量都用来扛着这一身“肉肉”，血糖管理自然也顾不上。感觉自己体力不支、容易累，就是身体在喊："快帮我减减重！"

5. 并发症小苗头？视力有没有变得模糊，手脚会不会经常麻，走路时脚底板会不会疼？这些可能是糖尿病并发症的小苗头。肥胖会加速并发症到来，就像给小火苗浇油。要是发现有并发症迹象，减重能帮你把"火势"控制住，刻不容缓！

亲爱的朋友，如果在糖尿病合并肥胖患者减重自测中有一项及以上符合，那么你的身体可能正面临着一场"甜蜜危机"？在我们生活的世界里，糖尿病和肥胖就像两个形影不离的"小怪兽"，悄悄盯上了越来越多的人。

想象一下，走在熙熙攘攘的街头，每 11 个人中，就可能有 1 个正与糖尿病"斗争"；而放眼望去，大约每 3 个人里，就有 1 个被肥胖困扰。这两个"麻烦精"一旦联手，不仅会让身体变得像"生锈的机器"，运转不畅，还会引发一系列让人头疼的健康问题。

但别担心！这本书就是你的"健康逆袭秘籍"，它将带领糖尿病小伙伴们，打破肥胖的"枷锁"，一步步走向健康新生活！在这里，你会了解到糖尿病和肥胖背后的"小秘密"，学到实用又有趣的减肥妙招，还能跟着真实的"逆袭故事"主角，汲取成功经验。

无论你是刚刚踏上健康之路的"新手小白"，还是已经在减肥路上摸爬滚打许久的"老战士"，这本书都能为你点亮前行的明灯，让我们一起向着健康快乐出发吧！

# 目录

## 第四章：动起来，减肥效果直接“翻倍”！ / 087



## 第五章：这些生活习惯，默默帮你“甩肉”！ / 111



## 第六章：心态好，减肥路上没烦恼！ / 129



## 附录：超实用减肥“小助手”来啦！ / 149

# 第一章

## 糖尿病和肥胖，怎么就成了“黏人组合”？

为什么糖尿病跟肥胖形影不离？了解糖尿病和肥胖之间的“隐秘关系”，我们就能明白，对于糖尿病合并肥胖患者来说，减重是多么重要的一件事。控制体重，就像是打破肥胖和糖尿病这个“恶性循环”的一把关键钥匙。

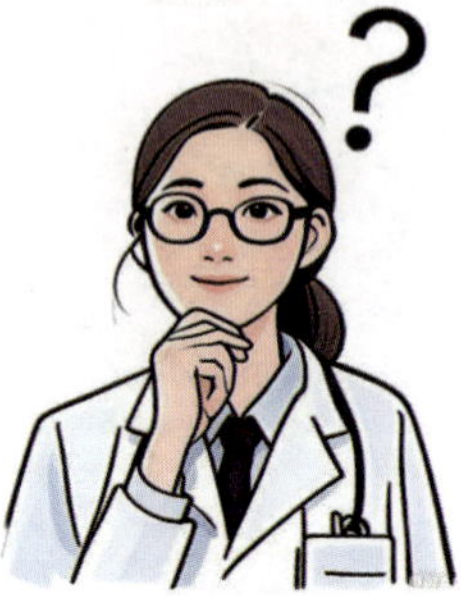

本章阅读约需 10 min。

## 一、糖尿病分几类？和肥胖又有什么“隐秘关系”？

各位朋友，今天咱们来唠一唠糖尿病和肥胖这对让人头疼的“黏人组合”。当我们说起糖尿病和肥胖，那感觉就像是在说一对形影不离的“难兄难弟”，它们之间究竟藏着怎样的秘密呢？让我们一探究竟！

首先，咱们来认识认识糖尿病这位“神秘嘉宾”，它可不是只有一副面孔哦！目前，糖尿病主要分为四大类：1 型糖尿病、2 型糖尿病、特殊类型糖尿病和妊娠糖尿病。

1 型糖尿病，就像是个“不讲道理的小霸王”。它通常在儿童和青少年时期就突然“降临”，这是因为患者自身的免疫系统出了问题，错误地把分泌胰岛素的胰岛 β 细胞当成了“敌人”，一顿攻击，导致胰岛 β 细胞“伤亡惨重”，几乎无法正常工作，胰岛素分泌严重不足。胰岛素可是咱们身体里调节血糖的“小能手”，没了它，血糖就会像一匹脱缰的野马，一路飙升。这种类型的糖尿病，就好像是一场突如其来的“袭击”，患者只能依靠每天注射胰岛素来维持生命，就像给身体安装一个“人工胰岛素供应站”。研究表明，1 型糖尿病患者占糖尿病患者总数的 5% 左右。

2 型糖尿病，那可是糖尿病家族里的“主力军”，大约 90% 的糖尿病患者都属于这一类。它就像是个“温水煮青蛙”的高手，悄咪咪地在人们的生活中扎根。2 型糖尿病的发病，和我们的生活方式有着千丝万缕的联系，而肥胖，就是它最亲密的“小伙伴”。很多人觉得自己能吃能喝，身体棒棒的，却在不知不觉中被 2 型糖尿病盯上了，这背后，肥胖可“功不可没”。

特殊类型糖尿病，就像是糖尿病家族里的“稀有品种”，它的病因复杂多样，可能是由基因缺陷、胰腺疾病、内分泌疾病等各种特殊原因引起的。这些原因就像一个个隐藏在暗处的“小怪兽”，偷偷破坏着身体调节血糖的机制。虽然特殊类型糖尿病患者在总体糖尿病患者中占比相对较小，但由于病因特殊，治疗起来需要“量身定制”方案。

妊娠糖尿病，则是准妈妈们在怀孕期间可能会遇到的“小麻烦”。怀孕后，准妈妈的身体会发生一系列神奇的变化，为了满足胎儿的生长发育，身体会分泌一些激素，这些激素在带来好处的同时，也可能会“捣乱”，让准妈妈的身体对胰岛素变得不那么敏感，就好像胰岛素的“工作效率”降低了。如果准妈妈本身的胰岛素不能及时“加班加点”，就可能导致血糖升高，出现妊娠糖尿病。不过，别太担心，大部分准妈妈在生完宝宝后，血糖会逐渐恢复正常，但曾经患过妊娠糖尿病的准妈妈，日后患 2 型糖尿病的风险会比其他人高一些。

接下来，重点来了！糖尿病和肥胖之间到底有什么“隐秘关系”呢？先说说肥胖，它可不只是外表看起来胖嘟嘟这么简单，它是身体发出的一个“危险信号”。肥胖的人，尤其是腹型肥胖（也就是咱们常说的“将军肚”“游泳圈”），身体里的脂肪分布出现了异常。这些多余的脂肪可不安分，它们会在身体里搞各种“破坏”。

从生理机制上来说，肥胖会导致身体对胰岛素的敏感性降低，也就是我们常说的“胰岛素抵抗”。胰岛素原本是负责把血液中的葡萄糖“运送”到细胞里，让细胞能够利用葡萄糖产生能量的“快递员”。但是当身体肥胖时，细胞表面的胰岛素受体就像被一层“脂肪盔甲”包裹住了，胰岛素这个“快递员”很难把葡萄糖“送”进细胞，只能眼睁睁地看着葡萄糖在血液里“闲逛”，导致血糖升高。这就好比快递员到了小区门口，却因为大门紧闭，快递送不进去，只能在外面干着急。

肥胖还会影响脂肪细胞、肝脏细胞和肌肉细胞等对胰岛素的反应。脂肪细胞里堆积了过多的脂肪，会释放出一些炎症因子，这些炎症因子就像一群“捣乱分子”，干扰胰岛素的正常工作；肝脏细胞在胰岛素抵抗的情况下，会不断地把储存的糖原释放到血液中，进一步升高血糖水平；肌肉细胞也因为对胰岛素不敏感，无法充分摄取和利用葡萄糖。

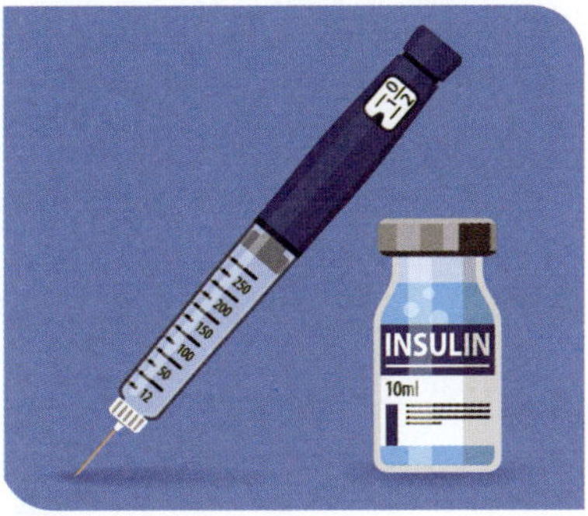


从数据来看，肥胖人群患 2 型糖尿病的风险比正常体重人群高出好几倍。研究表明，肥胖患者患 2 型糖尿病的风险是体重正常者的 2 ~ 10 倍，而且肥胖程度越严重，患病风险越高。这就像一个“恶性循环”，肥胖引发胰岛素抵抗，导致血糖升高，增加患糖尿病的风险；而糖尿病一旦发生，又会进一步影响身体的代谢，让体重控制变得更加困难，肥胖问题愈发严重。

举个生活中的例子，小李是个“美食爱好者”，特别喜欢吃各种高热量的食物，炸鸡、奶茶、蛋糕都是他的最爱。再加上平时工作忙，几乎没有时间运动，短短几年，体重就从正常一路飙升到了肥胖。一开始，他只是觉得自己变胖了，也没太在意。直到某次体检发现血糖升高，进一步检查后确诊为 2 型糖尿病。小李这才后悔莫及，没想到肥胖和糖尿病之间的联系这么紧密。

其实，肥胖和糖尿病的“隐秘关系”还体现在生活方式上。喜欢吃高热量、高脂肪、高糖食物的人，很容易发胖，而这些不良的饮食习惯，同时也是糖尿病的“诱发因素”。另外，缺乏运动也是导致肥胖和糖尿病的“帮凶”。运动可以帮助身体消耗多余的热量，提高胰岛素敏感性。但现在很多人每天大部分时间都坐在电脑前工作，回到家也是“葛优躺”，运动量严重不足，这就给肥胖和糖尿病提供了“可乘之机”。

了解了糖尿病和肥胖之间的“隐秘关系”，我们就能明白，对于糖尿病合并肥胖患者来说，减重是多么重要的一件事。控制体重，就像是打破肥胖和糖尿病这个“恶性循环”的一把关键钥匙。通过合理的饮食和适量的运动，减轻体重，可以有效改善胰岛素抵抗，降低血糖水平，预防和延缓糖尿病并发症的发生。

亲爱的朋友们，如果你正在被肥胖和糖尿病困扰，别灰心！从现在开始，改善不良的生活习惯，和肥胖、糖尿病说“拜拜”还来得及！在接下来的内容中，我们会一起探讨更多关于糖尿病患者减重的实用方法和技巧，让我们一起向着健康出发！

## 二、为什么一胖，糖尿病就爱来“敲门”？

各位朋友，不知道你有没有发现一个“魔幻”现象：身边不少胖子朋友，体检单上的血糖数值总是不太友好，仿佛肥胖和糖尿病之间有一条隐形的“快递专线”，只要体重一超标，糖尿病就“踩着风火轮”来“敲门”了！这到底是怎么回事？今天咱们就化身“健康侦探”，把肥胖引糖尿病上门的“作案手法”扒个底朝天！

## 脂肪“造反”：从可爱赘肉到血糖“大魔王”

很多人以为脂肪只是腰上、肚子上的“软乎乎小肉肉”，顶多影响穿衣显瘦。但实际上，当脂肪堆积超标，它们就会“黑化”成身体里的“造反军团”！咱们身体里的脂肪分为两种：白色脂肪和棕色脂肪。棕色脂肪是“正能量小天使”，能帮我们燃烧热量；而白色脂肪一旦过量，就会变成到处惹事的“大魔王”。

最“嚣张”的当数内脏脂肪，也就是藏在肚子里，包裹着肝脏、胰腺等重要器官的脂肪。这些脂肪悄咪咪地在器官周围“安营扎寨”，不仅让你拥有标志性的“游泳圈”，还会释放出大量的炎症因子，比如肿瘤坏死因子 –α（tumor necrosis factor–alpha, TNF–α）、白介素 –6（interleukin–6, IL–6）。这些炎症因子就像一群拿着“狼牙棒”的小混混，直接攻击胰岛素的“指挥部”——胰岛 β 细胞，让胰岛素的生产效率大打折扣。更过分的是，它们还会在细胞表面“捣乱”，让胰岛素受体“罢工”，导致胰岛素没法正常把葡萄糖送进细胞，血糖自然就“原地起飞”了！

数据显示，内脏脂肪每增加 10%，胰岛素抵抗的风险就会上升 15%。打个比方，这就像原本顺畅的快递运输系统，突然被一群“路霸”拦着，包裹（葡萄糖）送不进小区（细胞），只能在马路上（血液里）

越堆越多，最后引发“交通瘫痪”（高血糖）。

## 胰岛素“罢工”：从勤劳小蜜蜂到消极怠工者

胰岛素堪称我们身体里的“血糖管家”，正常情况下，它就像一只勤劳的小蜜蜂，一刻不停地把血液里的葡萄糖运送到细胞中，转化为能量供身体使用。但肥胖会让这位“管家”逐渐失去耐心，开始消极怠工！

这是因为肥胖患者的脂肪细胞会变得“膨胀”，就像被吹得过大的气球，细胞膜上的胰岛素受体数量减少、活性降低。想象一下，胰岛素原本拿着“快递单”（胰岛素受体）挨家挨户送葡萄糖，但现在小区（脂肪细胞）大门紧锁，“快递单”也不够用了，它只能干着急。更要命的是，当脂肪细胞被撑得过大时，它们还会分泌一种叫抵抗素的物质，专门和胰岛素“对着干”，进一步削弱胰岛素的降糖能力。

研究表明，肥胖人群的胰岛素敏感性比正常体重人群平均降低了 40% ~ 60%。这就好比原本一个人能干完的活，现在要三个人才能勉强完成，时间一长，胰岛 β 细胞累到“罢工”，无法分泌足够的胰岛素，糖尿病也就找上门了。

## 肝脏“捣乱”：说好的帮忙却添了麻烦

肝脏在我们身体里扮演着“能量仓库”的角色，正常情况下，它会在血糖低的时候释放糖原维持血糖稳定，血糖高的时候储存多余的葡萄糖。但肥胖会让这个“仓库管理员”彻底乱了套！

当大量脂肪堆积在肝脏时，就会形成脂肪肝。脂肪肝患者的肝脏细胞被脂肪“占领”，肝脏细胞对胰岛素的反应变得迟钝。这时候，肝脏不仅不会乖乖听从胰岛素的指挥储存葡萄糖，反而会偷偷把糖原释放到血液里，进一步升高血糖水平。就像一个不靠谱的仓库管理员，不仅不帮忙整理货物，还偷偷把库存往外搬，让血糖管理彻底失控。

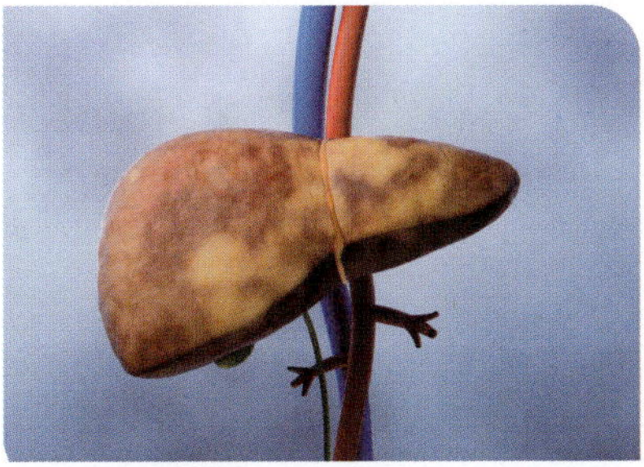

一项追踪研究表明，有脂肪肝的肥胖人群，患 2 型糖尿病的风险比没有脂肪肝的人高出 3 倍。肝脏脂肪堆积还会干扰身体对其他激素的调节，比如，让瘦素（一种调节食欲的激素）失去作用，导致越胖越想吃，陷入“肥胖—高血糖”的恶性循环。

## 肠道菌群“叛变”：看不见的“内奸”在搞鬼

你可能想不到，我们的肠道里住着数以万亿计的细菌，这些小家伙组成了庞大的肠道菌群，它们不仅影响消化，还和糖尿病有着千丝万缕的联系。正常情况下，肠道菌群是我们身体的“好朋友”，帮我们分解食物、合成维生素。但肥胖会让这个“友军部队”发生“叛变”！

研究表明，肥胖人群的肠道菌群结构和正常人大不相同，表现为有益菌（如双歧杆菌）数量减少，而一些能促进炎症的有害菌大量繁殖。

这些有害菌会产生内毒素，后者穿透肠道屏障进入血液，引发全身性炎症反应，进一步加重胰岛素抵抗。更绝的是，某些有害菌还会分解食物中的多糖，产生大量短链脂肪酸，这些脂肪酸会干扰身体对胰岛素的反应，让血糖更加难以控制。

这就好比原本和谐的“居民小区”（肠道），突然涌入大量“不良分子”（有害菌），它们在小区里“搞破坏”（释放内毒素），还勾结“外部势力”（炎症反应），把原本平静的生活搅得一团糟。

## 生活习惯“助攻”：让肥胖和糖尿病“一拍即合”

除了生理机制，我们的生活习惯也在默默“助攻”肥胖和糖尿病。那些高热量、高糖、高脂肪的食物，如炸鸡、奶茶、薯片，就像给脂肪“充值”的“游戏金币”，吃多了体重自然噌噌涨。同时，这些食物还会刺激大脑分泌多巴胺，让人越吃越上瘾，根本停不下来！

再加上现代人“能坐着不站着，能躺着不坐着”的生活方式，每天运动量严重不足。要知道，运动可是增强胰岛素敏感性的“好帮手”！运动时，肌肉会主动摄取葡萄糖作为能量，即使没有胰岛素的“帮忙”，也能有效降低血糖。但长期不运动，肌肉就会“变懒”，对葡萄糖的吸收能力下降，血糖只能在血液里“闲逛”。

据世界卫生组织（World Health Organization, WHO）统计，全球约有 28% 的成年人运动量不足，而缺乏运动人群患 2 型糖尿病的风险比经常运动者高出 50%。这就像一辆长期不保养的车，发动机（身体代谢系统）性能下降，油量表读数（血糖）自然越来越高。

看到这儿，相信大家已经摸清了肥胖引糖尿病上门的“套路”。原来，肥胖可不只是外表的问题，它就像一个“多米诺骨牌”，轻轻一推，就能引发身体里一连串的“蝴蝶效应”，从脂肪“作乱”到胰岛素失效，从肝脏“捣乱”到肠道菌群“叛变”，最终让糖尿病不请自来。不过，别慌！既然找到了“病根”，咱们就能对症下药。在后续的内容里，我们会手把手教你科学减重、合理饮食，把肥胖这个“导火索”掐灭，让糖尿病无机可乘！

## 三、瞅瞅数据，得这俩病的人有多少，会惹出什么大麻烦？

今天我们来做一个“数据大揭秘”的分析！当肥胖和糖尿病这对“坏兄弟”组团出击，到底有多少人不幸“中招”？又会给身体带来哪些堪比“生化危机”的大麻烦？准备好被真实数据“刷新认知”，咱们这就开启这场健康警报之旅！

### （一）全球“胖友”大集合：糖尿病患者数量惊人

先看一组“扎心”数据：世界卫生组织 2024 年最新报告显示，

全球超过22亿成年人超重，其中肥胖人数突破10亿大关，相当于每8个人里就有1个“重量级选手”。更可怕的是，肥胖人群患2型糖尿病的风险比正常体重人群高出3～10倍！国际糖尿病联盟（International Diabetes Federation, IDF）2025年发布的《全球糖尿病地图》（第11版）指出，2024年全球糖尿病患者已突破5.89亿，预计到2030年，全球糖尿病患者将飙升至6.43亿，2045年更是会达到7.83亿，而2050年将突破8.53亿。

打个比方，这庞大的糖尿病患者群体，能把地球赤道围上十几圈！而其中约90%的2型糖尿病患者都伴有超重或肥胖，这就好比肥胖和糖尿病是“捆绑销售”的“坑人套餐”，买一赠一，直接让健康“血亏”。

在中国，情况也不容乐观。《中国居民营养与慢性病状况报告（2025年）》显示，我国成年人肥胖率达到18.5%，糖尿病患病率高达15.88%，换算下来，每6个成年人里就有1个糖尿病患者，每5个人里就有1个胖子。更“扎心”的是，这个数据还在“一路狂飙”！为什么？看看咱们的生活：外卖奶茶天天点，电梯代步不走路。这些“快乐”习惯，正悄悄把越来越多人送进肥胖和糖尿病的“包围圈”。

## （二）“甜蜜陷阱”有多可怕？并发症大起底

别以为有了肥胖问题或得了糖尿病，只是体重秤上的数字“不好看”、血糖值有点高这么简单！这俩“坏家伙”要是联手，分分钟就能引发一系列堪比“多米诺骨牌”的健康危机，把身体折腾得“千疮百孔”。

### 心血管系统：被“双重暴击”的“受伤大户”

糖尿病和肥胖就像两个“拆房专家”，最爱对心血管系统下手。研究表明，糖尿病患者发生心血管疾病的风险比普通人高 2 ~ 4 倍，而肥胖人群患心血管疾病的风险也比正常人高 30% ~ 50% 。这俩凑一块儿，简直就是“王炸组合”！

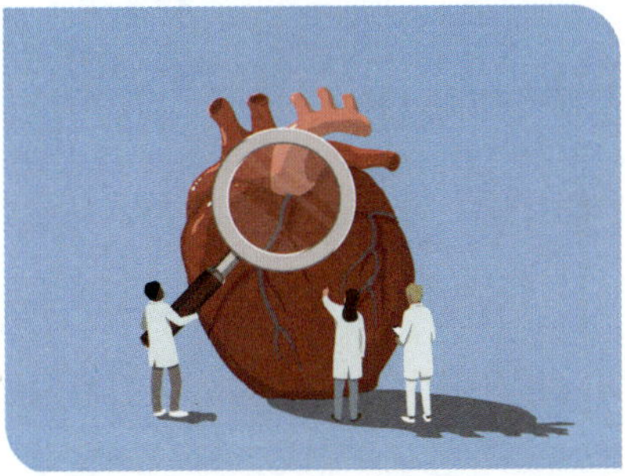

一方面，高血糖会让血液变得像“胶水”一样黏稠，血管壁就像被砂纸反复打磨过一样，变得坑坑洼洼；而肥胖带来的高血脂，会让胆固醇像“小石子”一样堆积在血管里，形成斑块。时间一长，血管越来越窄，血流速度越来越慢，最终可能引发冠心病、心肌梗死，甚至脑卒中等并发症。想象一下，心脏和大脑就像一座城市，血管是城市的交通网络，一旦“路障”太多，整座城市都得“瘫痪”！

### 肾脏：默默承受的“无辜受害者”

肾脏是身体的“过滤器”，但在糖尿病和肥胖的“攻击”下，它却成了最容易“受伤”的器官之一。糖尿病肾病是糖尿病最常见的并发症之一，30% ~ 40% 的糖尿病患者会罹患该病。而肥胖会增加肾脏的负担，让原本就“疲惫不堪”的肾脏雪上加霜。

高血糖会破坏肾脏里的微小血管，就像水管漏水，导致蛋白质从尿液中流失；肥胖带来的高血压，又会进一步“挤压”肾脏。长此以往，肾脏功能逐渐衰退，最终可能发展成肾衰竭，只能靠透析或肾移植续命。这就好比家里的净水器坏了，不仅净化不了水，还可能把整个水管系统都搞垮。

### 眼睛：从“模糊世界”到“黑暗深渊”

很多人不知道，糖尿病和肥胖还会悄悄“攻击”我们的眼睛。糖尿病视网膜病变是导致成年人失明的主要原因之一，患病 10 年以上的糖尿病患者，约 60% 会出现视网膜病变 。肥胖也会增加黄斑变性、青光眼等眼病的发病风险。

高血糖会损伤眼睛里的微小血管，导致视网膜出血、水肿，看东西就像隔着一层雾；而肥胖引发的高血压，会让眼压升高，压迫视神经。如果不及时治疗，视力会越来越差，最终可能陷入黑暗，再也看不到这个五彩缤纷的世界。

### 神经系统：“麻、痛、冷”的无尽折磨

糖尿病和肥胖还会对神经系统发起“攻击”，引发糖尿病神经病变。患者常常会感觉手脚发麻、刺痛，就像无数只蚂蚁在啃咬；有的还会出现对冷热不敏感的情况，洗脚时可能因为水温过高而烫伤自己却察觉不到。

这是因为高血糖会“腐蚀”神经纤维，就像电线的绝缘层被破坏，信号传递出现异常；而肥胖导致的代谢紊乱，也会影响神经的正常功能。这种神经病变不仅让人痛苦不堪，还会增加跌倒、感染等风险，严重影响生活质量。

### 其他“小麻烦”：从头到脚的“连环暴击”

除了上面这些“致命威胁”，糖尿病和肥胖还会带来一系列“小麻烦”，如牙周炎、皮肤感染、睡眠呼吸暂停综合征等。肥胖者由于皮肤褶皱多，容易藏污纳垢，滋生细菌，导致皮肤反复感染；而高血糖会降低身体的免疫力，让伤口愈合变得异常缓慢。睡眠呼吸暂停综合征更是肥胖人群的“专属困扰”，睡觉时呼吸反复暂停，不仅影响睡眠质量，还会增加患心脑血管疾病的风险。

## （三）数据背后，是我们每个人的健康“警钟”

看到这些触目惊心的数据和并发症，你还觉得肥胖和糖尿病只是“小毛病”吗？它们就像潜伏在身体里的“定时炸弹”，随时可能引爆健康危机。但幸运的是，肥胖和糖尿病并非“命中注定”——科学饮食、规律运动、健康作息，都是我们对抗这对“坏兄弟”的有力武器。

在接下来的章节里，我们会手把手教你如何通过合理的饮食和运动，打破肥胖和糖尿病的“联盟”，把健康牢牢握在自己手中！记住，健康没有“后悔药”，现在行动，永远不晚！

## 打卡手账

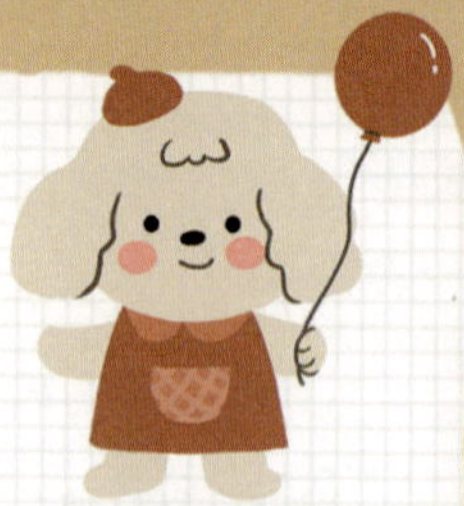

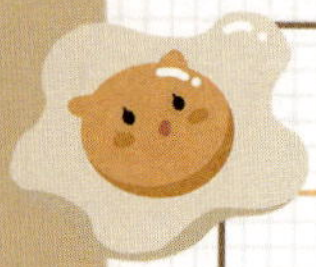

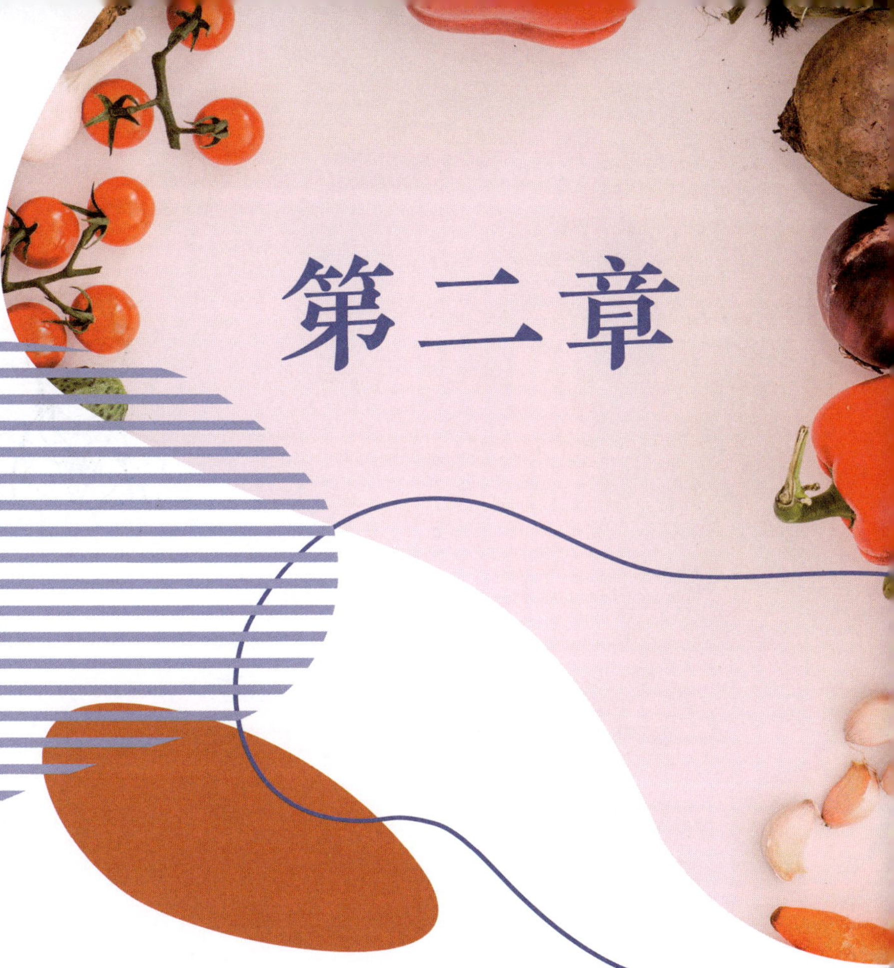

# 第二章

## 减肥，可是糖尿病患者的“救星”！

肥胖和糖尿病是“亲密伙伴”，而减肥则是打破这个“联盟”的关键。当体重下降后，胰岛素抵抗得到改善，血糖逐渐恢复正常，糖尿病患者的病情得到有效控制，甚至部分患者可以实现“临床缓解”，摆脱对药物的依赖，真正意义上重启健康！

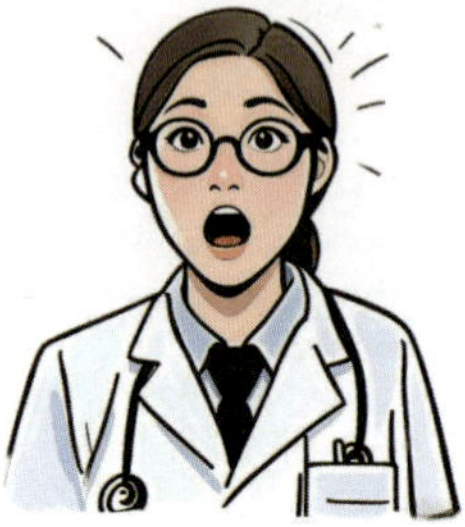

本章阅读约需 12 min。

## 一、减肥——稳控血糖的“关键大招”

如果说糖尿病是潜伏在身体里的“甜蜜刺客”，肥胖就是给它递武器的“帮凶”。但别慌！咱们手里早就握有一招制敌的“武林绝学”——减肥！这可不是简单的“管住嘴、迈开腿”口号，而是能让血糖“乖乖听话”的科学大招！今天就带大家解锁减肥和稳控血糖之间的神奇“化学反应”，看看这招为什么能成为糖尿病合并肥胖患者的“救命锦囊”！

### 胰岛素“复活记”：减肥让降糖“主力军”重出江湖

想象一下，胰岛素原本是身体里威风凛凛的“降糖大将军”，每天带着“小兵”（葡萄糖）冲锋陷阵，把血液里的糖分运送到细胞中“安居乐业”。但肥胖一来，这位“大将军”直接被“封印”了！脂肪堆积导致胰岛素抵抗，就像给将军戴上了沉重的枷锁，让它有劲使不出，血糖自然节节攀升。

而减肥就像给胰岛素“解封”的魔法！研究发现，体重每下降5%，胰岛素敏感性就能提高 20% ~ 30% 。这是为什么呢？在减肥过程中，内脏脂肪的减少最为显著。这些藏在肚子里的“坏家伙”大量减少后，其释放的炎症因子（如肿瘤坏死因子 – α 、白介素 – 6）会大幅降低。没了这些“捣乱分子”，胰岛素受体就像被擦干净的“信号接收器”，能精准识别胰岛素的指令，让葡萄糖顺利进入细胞。

举个形象的例子，胰岛素就像快递员，细胞是收件人，肥胖时收件人家里堆满杂物（脂肪），快递员根本进不去；减肥后杂物被搬走，快递员畅通无阻，血糖自然就降下来了！一项为期 12 个月的临床试验结果显示，通过饮食控制和运动减重的糖尿病患者，其糖化血红蛋白（反映长期血糖控制水平的指标）平均降低了 1.5% 。这 1.5% 的下降，意味着糖尿病并发症风险降低了 25% ！

### 肝脏“改过自新”：从“血糖破坏者”转变为“血糖调节者”

前面咱们说过，肥胖状态下的肝脏就像个不称职的“仓库管理员”，不仅不帮忙储存糖，还偷偷把糖原释放到血液里“捣乱”。但减肥能让肝脏“洗心革面”！当体重下降时，肝脏里堆积的脂肪会随着代谢“打包走人”，脂肪肝的症状也会逐渐缓解。

一项针对非酒精性脂肪肝患者的研究表明，减重 10% 后，约 50% 的患者脂肪肝程度明显改善，肝脏对胰岛素的反应也恢复正常 。这时候的肝脏，就像被重新培训上岗的管理员，严格听从胰岛素指挥：血糖高时主动储存葡萄糖，血糖低时按需释放，帮助维持血糖稳定。

肝脏功能改善还会带来“连锁反应”！它能更好地参与脂肪代谢，降低甘油三酯和胆固醇水平，进一步减轻身体的代谢负担。就像家里的“后勤部长”终于靠谱了，整个身体的“运转效率”都提高了！

### 肌肉“逆袭”：变身血糖“消耗大户”

很多人减肥只盯着体重秤上的数字，却忽略了一个关键角色——肌肉！肌肉就像身体里的“葡萄糖燃烧炉”，即使在休息状态下，也能持续消耗血糖。但肥胖会让肌肉“变懒”，降低对葡萄糖的摄取能力。而在减肥过程中，尤其是配合适量的力量训练，肌肉会逐渐“苏醒”，重新成为降糖的“主力军”。

科学研究表明，每增加 1 kg 肌肉，每天能多消耗 30 ~ 50 kcal 热量。换算成血糖，这相当于每天多“吃掉”10 ~ 15 g 葡萄糖！更厉害的是，肌肉细胞里有一种叫“葡萄糖转运蛋白 4（glucose transporter 4, GLUT4）”的物质，在运动等减肥手段的刺激下，它会像勤劳的小蚂蚁，主动跑到细胞表面搬运葡萄糖，而且不需要胰岛素“押解”！

这就好比开辟了一条血糖代谢的“绿色通道”，让降糖效率直线上升。

## 肠道菌群“改头换面”：从“捣乱分子”到“降糖盟友”

你敢信吗？减肥还能让肠道里的细菌“改头换面”！肥胖人群的肠道菌群往往处于“失衡状态”——有益菌（如双歧杆菌、乳酸杆菌）数量少，有害菌（如肠杆菌科细菌）占上风。这些有害菌不仅会释放毒素加重炎症，还会干扰胰岛素信号传导，让血糖控制难上加难。

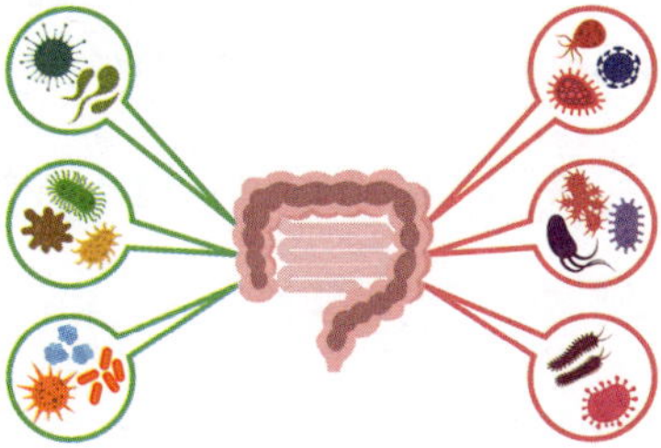

但随着体重下降，肠道菌群会发生显著的改善与重塑！研究表明，减肥后肠道内有益菌的比例显著增大，它们能产生短链脂肪酸（如丁酸），这些物质不仅能修复肠道屏障，还能直接增强胰岛素敏感性。更有趣的是，有益菌还会和大脑“对话”，通过迷走神经调节食欲，让你不知不觉就吃得更健康。

## 减肥不是“终点站”，而是健康新起点

看到这儿，你是不是已经摩拳擦掌想开始减肥了？但要记住，通过减肥稳控血糖可不是一蹴而就的事。我们追求的不是短期内的体重暴跌，而是长期健康的生活方式。通过合理饮食、规律运动、充足睡眠，把体重维持在健康范围内，才能让血糖持续稳定，远离糖尿病并发症

的威胁。

## 二、成功减肥后，心血管系统重焕活力，代谢指标显著改善

你有没有想过，减肥成功后身体里会开一场“狂欢派对”？尤其是心血管系统，简直能高兴得“跳踢踏舞”！而那些曾经异常升高的代谢指标，也会像被施了魔法一样，逐步恢复正常。今天咱们就来揭秘，减肥这件事到底能给心血管和代谢系统带来多少惊喜，看看这场身体内部的“逆袭大戏”是如何上演的!

### （一）心血管的“重生派对”：从“老破车”到“超跑”的蜕变

想象一下，你的心血管系统是一个庞大的“城市交通网络”，心脏是“交通枢纽”，血管则是四通八达的“道路”。当肥胖和糖尿病找上门时，这套系统就像遭遇了严重的“交通瘫痪”——血管狭窄、血流缓慢，心脏累得直“喘气”。但成功减肥后，整个心血管系统直接开启“重生模式”，上演一场华丽的逆袭!

#### 血管的“大扫除”：斑块减少，弹性恢复

肥胖和高血糖就像两个“捣蛋鬼”，会使血管内壁堆积大量的

胆固醇和脂肪，形成斑块，让原本光滑的血管变得像布满裂痕的“老水管”。而减肥就像给血管来了一次全方位的“大扫除”！研究表明，体重每下降 10%，血液中的低密度脂蛋白胆固醇（low-density lipoprotein cholesterol, LDL－C），也就是俗称的“坏胆固醇”，其水平可降低 15% ~ 20%。这些“坏胆固醇”减少后，血管里的斑块就失去了“原材料”，甚至部分已经形成的斑块还会慢慢缩小。

更神奇的是，减肥还能让血管重新恢复弹性！随着脂肪的减少，血管壁承受的压力变小，就像被拉紧的橡皮筋慢慢放松，重新恢复了柔软和韧性。一项为期 5 年的追踪研究表明，通过饮食和运动减重的肥胖患者，其动脉僵硬度平均降低了 12%，这意味着血管变得更健康、更有活力。想象一下，原本硬邦邦、容易破裂的血管，现在变得像有弹性的橡胶管，血液循环自然更加顺畅！

### 血压“退烧”：从“暴风骤雨”到“风平浪静”

肥胖常常和高血压“狼狈为奸”，给心脏和血管带来巨大的压力。但成功减肥后，血压就像被按下了“降低键”，开始乖乖下降。这是因为减肥减少了体内多余的脂肪，降低了血容量，同时改善了血管的功能。研究表明，体重每减轻 1 kg，收缩压可降低 1 ~ 2 mmHg，舒张压降低 0.5 ~ 1 mmHg。

举个例子，患者王先生，身高 180 cm，体重 100 kg，血压长期在

150/100 mmHg 左右，属于高血压患者。在坚持减肥半年，体重下降 15 kg 后，血压竟然神奇地降到了 120/80 mmHg，恢复到了正常水平！他开玩笑说：“感觉心脏终于不用像在高原上一样‘拼命工作’了，现在轻松多了！”

### 心脏“减负”：从“超负荷运转”到“轻松工作”

肥胖时，心脏就像一台超负荷运转的老旧发动机，需要更用力地收缩才能把血液泵送到全身。但减肥成功后，心脏终于能“松口气”了！一方面，体重下降减轻了心脏的负担，让它不需要再“费力”工作；另一方面，血管功能改善，血液流动更顺畅，也减轻了心脏的压力。

医学研究表明，减肥可以使左心室肥厚（一种常见的心脏结构改变，通常由长期高血压或心脏负荷过重引起）的程度减轻，心脏功能得到明显改善 。这就好比给心脏卸下了沉重的包袱，让它能够以更轻松、更高效的状态工作，大大降低了心脏病发作和心力衰竭的风险。

## （二）代谢指标的“逆袭之路”：从“亮红灯”到“全绿灯”

除了心血管系统，减肥还能让身体的各项代谢指标实现“逆袭”，从曾经的“亮红灯”状态，变成一路“全绿灯”！

### 1. 血脂“大改造”：好胆固醇“上线”，坏胆固醇“下岗”

前面提到减肥能降低“坏胆固醇”，其实它对高密度脂蛋白胆固醇（high-density lipoprotein cholesterol, HDL－C），也就是俗称的“好胆固醇”，也有积极影响！成功减肥后，高密度脂蛋白胆固醇的水平会有所升高，这种胆固醇就像血管里的“清道夫”，能把多余的胆固醇运送到肝脏进行代谢，减少血管堵塞的风险。同时，血液中的甘油三酯水平也会显著下降。

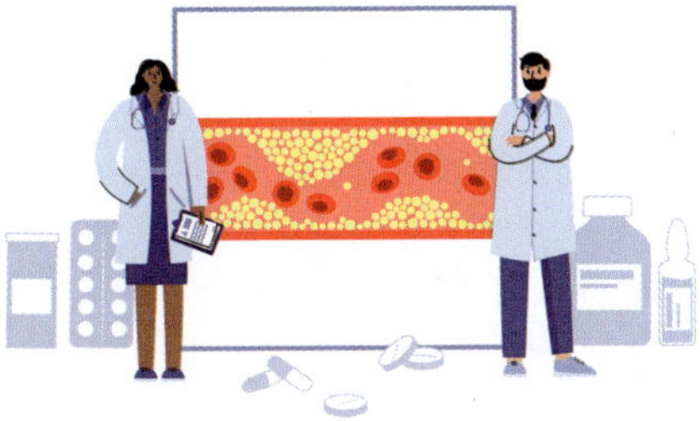

一项针对肥胖人群的研究表明，经过 3 个月的科学减肥，参与者的甘油三酯平均降低了 25%，高密度脂蛋白胆固醇升高了 10%。这一升一降之间，身体的血脂代谢变得更加健康，心血管疾病的风险也随之大幅降低。

### 2. 胰岛素“复工”：从“消极怠工”到“干劲十足”

正如我们前面所说，肥胖会导致胰岛素抵抗，让胰岛素这个“血糖管家”消极怠工。但减肥就像给胰岛素注入了一针“强心剂”！随着体重下降，身体对胰岛素的敏感性显著提高，胰岛素终于能重新“上岗”，高效地将葡萄糖运送到细胞中。

研究数据显示，减重 5% ~ 10%，胰岛素抵抗程度可降低 30% ~ 50%。这意味着身体对血糖的调节能力大大增强，糖尿病患者甚至可以减少降糖药物的用量，有些病情较轻的患者，血糖指标能完全恢复正常，实现“临床缓解”！

### 3. 炎症“停战协议”：从“战火纷飞”到“休养生息”

肥胖和糖尿病往往伴随着身体的慢性炎症，就像体内“战火纷飞”，各种炎症因子四处“捣乱”。但减肥能迅速“扑灭战火”！研究表明，减肥后血液中的炎症标志物，如C反应蛋白（C-reactive protein，CRP）、肿瘤坏死因子 - α 等水平会明显下降。

这些炎症因子的减少，不仅有助于改善胰岛素抵抗，还能降低心血管疾病、慢性肾病等多种并发症的发生风险。就像一场激烈的战争终于结束，身体各个器官可以在和平的环境中正常工作了。

## 三、瘦下来，生活质量“噌噌涨”，干什么都活力满满！

减肥成功可不只是体重秤上的数字变小那么简单！当你成功甩掉身上的赘肉，就像给生活按下了“超级加速键”，身体和生活的每一个角落都会发生翻天覆地的变化！从走路带风到精力充沛，从摆脱尴尬困扰到重获自信，这一切的改变，都在向你证明：瘦下来，真的能让生活质量“噌噌”往上涨，干什么都活力满满！

## (一)身体“焕新”：从“负重前行”到“身轻如燕”

还记得减肥前的自己吗？爬两层楼就气喘吁吁，走几步路就累得不行，身体仿佛被灌了铅一样沉重。但成功减肥后，身体就像完成了一次华丽的“系统升级”，整个人都焕然一新！

首先，呼吸变得顺畅多了！肥胖时，多余的脂肪会挤压胸腔和腹腔，让肺部扩张受限，呼吸自然变得困难。很多人睡觉还会打呼噜，甚至出现睡眠呼吸暂停综合征，晚上睡不好，白天没精神。但瘦下来后，气道通畅了，呼吸不再费力，睡眠质量直线上升。有研究表明，肥胖患者减重 10% ~ 15% 后，睡眠呼吸暂停的症状能得到显著改善，夜间血氧饱和度明显提高，一觉睡到天亮不再是奢望。想象一下，清晨醒来，神清气爽，这种感觉简直太棒了！

其次，关节压力大大减轻。体重每增加 1 kg，膝盖就要多承受 3 ~ 6 kg 的压力。肥胖人群的膝盖、腰椎等关节就像长期超负荷工作的“老机器”，磨损严重，容易出现疼痛，甚至诱发关节炎等问题。但随着体重下降，关节的负担减轻了，疼痛也逐渐缓解。一项针对肥胖性骨关节炎患者的研究表明，减重后，患者的关节疼痛程度平均降低了 40%，关节灵活度也明显增加 。以前上下楼梯都小心翼翼，现在可以轻松地跑跳，这种能自由活动的感觉，只有经历过的人才懂！

另外，体力和耐力也大幅提升。在减肥过程中，通过合理的运动和饮食调整，心肺功能得到增强，肌肉力量也有所提高。以前走几步路就累，现在可以轻松地完成一次 5 km 的跑步；以前拎袋大米都费劲，现在能轻松地提着重物爬楼梯。这种体力上的变化，让生活中的各种小事都变得轻松愉快，再也不用因为身体的限制而错过美好的体验。

## （二）健康“破局”：告别疾病困扰，拥抱美好生活

成功减肥不仅能让身体变得轻盈，更重要的是，它能帮助我们远离各种疾病的困扰，大大降低患病风险，让健康不再是奢望。

前面我们提到，肥胖和糖尿病是“亲密伙伴”，而减肥则是打破这个“联盟”的关键。当体重下降，胰岛素抵抗得到改善，血糖逐渐恢复正常，糖尿病患者的病情得到有效控制，甚至部分患者可以实现“临床缓解”，摆脱对药物的依赖。研究表明，减重 10% ~ 15%，2 型糖尿病患者的糖化血红蛋白平均可降低 1.0% ~ 1.5%，降糖药物的用量也能减少 30% ~ 50% 。这意味着什么？意味着再也不用

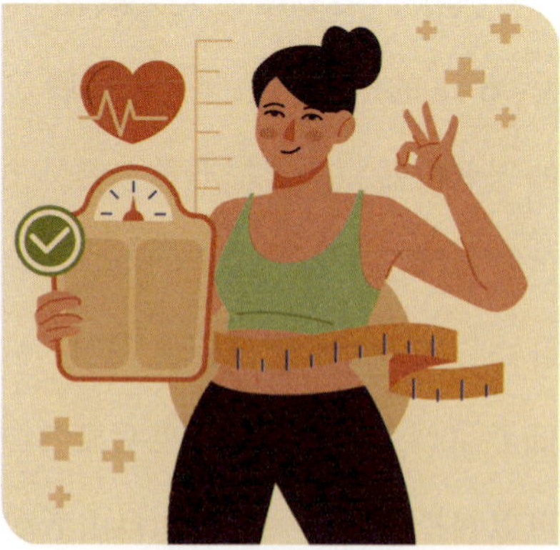

每天按时打针吃药，再也不用担心血糖波动引发的各种并发症，生活的自由度和幸福感大大提升！

除了糖尿病，减肥还能有效降低心血管疾病的发生风险。肥胖会导致血脂异常、血压升高、动脉粥样硬化等问题，而这些都是诱发心血管疾病的高危因素。但瘦下来后，血脂、血压等指标逐渐恢复正常，血管变得更加健康。研究表明，肥胖患者减重后，血液中的低密度脂蛋白胆固醇水平可降低 15% ~ 20%，甘油三酯水平降低 20% ~ 30%，同时，高密度脂蛋白胆固醇水平有所升高 。血压也会随着体重下降而降低，每减重 1 kg，收缩压可降低 1 ~ 2 mmHg，舒张压降低 0.5 ~ 1 mmHg 。这些数据的变化，都在为我们的心血管健康保驾护航，让我们远离心肌梗死、脑卒中等严重疾病的威胁。

此外，减肥还能改善其他健康问题，如脂肪肝、睡眠呼吸暂停综合征、痛风等。曾经因为疾病而受限的生活，现在终于可以重新“解锁”，想爬山就爬山，想旅游就旅游，这种无拘无束的生活，才是我们真正想要的！

## （三）生活“焕新”：从内到外的自信绽放

减肥成功带来的改变，不仅体现在身体健康方面，还会对我们的生活和心理产生深远的影响。很多人在减肥后，整个人的精神状态都焕然一新，变得更加自信、开朗，生活也变得丰富多彩。

外貌的变化是最直观的。曾经因为肥胖而不敢穿的漂亮衣服，现在终于可以轻松驾驭；曾经因为双下巴、大肚腩而不愿拍照，现在可以自信地在镜头前展现自己的笑容。这种外貌上的改变，会让人在社交场合中更加自信，不再害怕别人的目光。有调查结果显示，超过70% 的减肥成功者表示，减肥后他们的社交活动明显增多，更愿意参加各种聚会和活动 。这种转变带来的成就感和幸福感，是无法用言语形容的。

减肥还能改善情绪和心理健康。肥胖人群往往容易出现焦虑、抑郁等情绪问题，一方面是因为身体上的不适和疾病的困扰，另一方面是社会压力和自我认知的影响。但在减肥过程中，随着身体的变化和健康状况的改善，人的情绪也会逐渐好转。运动可以促进身体分泌内啡肽和多巴胺，这些“快乐激素”能让人感到愉悦和满足；而减肥成功带来的成就感和自信心，更是能极大地提升心理健康水平。研究表明，减肥成功的人群，焦虑和抑郁症状的发生率明显降低，生活满意度和幸福感显著提高。

生活习惯也会在减肥过程中得到改善。为了减肥，我们学会了合理饮食，不再暴饮暴食；养成了运动的习惯，身体变得更加健康；规律作息，睡眠质量提高。这些健康的生活习惯，不仅有助于维持减肥成果，还能让我们的生活更加有序、充实。我们会发现，原来生活可以如此美好，充满活力和希望！

看到这里，相信大家已经深刻感受到减肥带来的巨大魅力。瘦下来，不仅仅是体重的减轻，更是一次身体和心灵的双重蜕变。它能让我们远离疾病，拥抱健康；它能让我们重拾自信，享受生活；它能让我们的人生变得更加精彩，充满无限可能。

亲爱的朋友们，如果你正在为肥胖和糖尿病而烦恼，不要犹豫，马上行动起来！这本书将陪伴你一路前行，为你提供科学的方法和贴心的指导。记住，减肥是对自己最好的投资，付出的每一分努力，都会在未来的某一天，转化为健康和幸福回报给你！让我们一起加油，开启这场改变人生的减肥之旅吧！

# 打卡手账

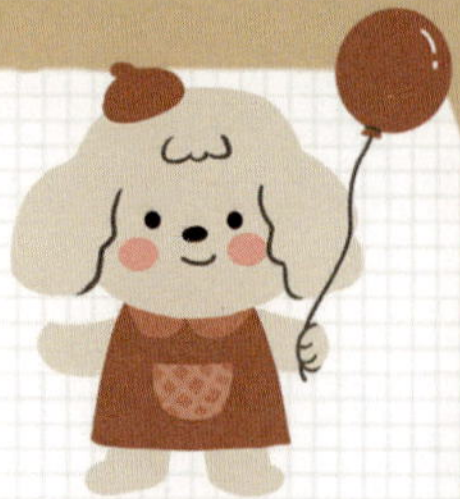

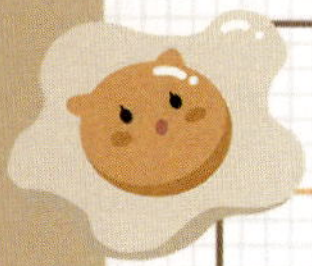

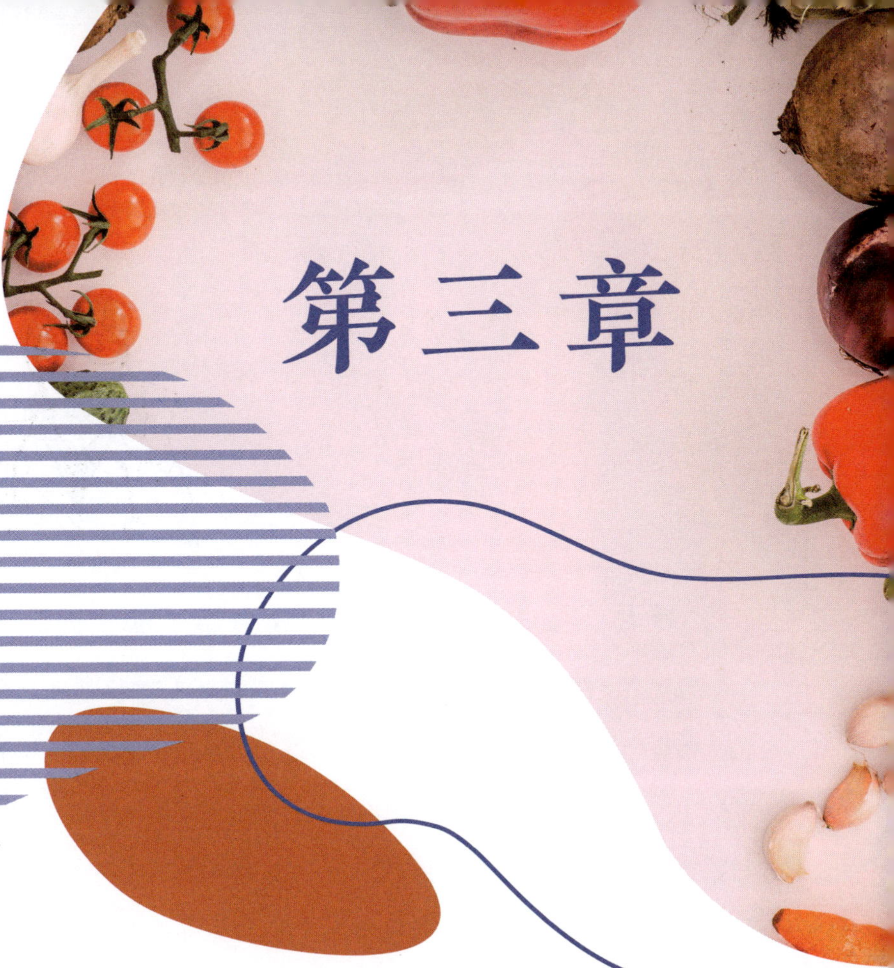

# 第三章

## 吃对食物，减肥就成功了一半！

这一章开始我们要拿起食物搭配这件“重量武器”啦！记住！没有不能吃的食物，只有不会搭的智慧！快拿起这份定制攻略，把自己的餐盘变成“营养游乐场”吧。

本章阅读约需 40 min。

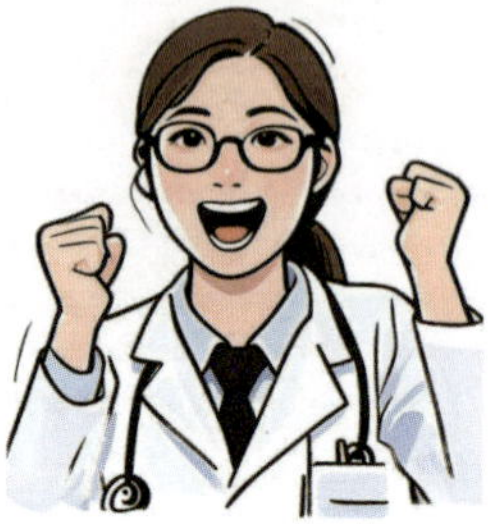

## 一、每天该吃多少热量？心里得有本“明白账”

减肥路上最大的“拦路虎”，不是健身房的跑步机，也不是馋人的火锅烧烤，而是你根本不知道每天该吃多少热量！吃多了，体重秤的数字“噌噌涨”；吃少了，饿得两眼冒金星还可能伤身体。这就好比给手机充电，充多了怕爆炸，充少了又不够用。别慌！今天就带你摸清热量的“脾气”，学会给自己的饮食算一笔明明白白的“经济账”，让减肥变得像玩游戏一样“有攻略可依”！

### 1. 热量：身体里的“能量货币”

咱们先唠明白一个事儿：热量究竟是何方神圣？简单来说，热量就是食物给身体提供的“能量货币”。想象一下，你的身体是一座 24 h 不停歇的“超级工厂”，心脏跳动、大脑思考、走路、跑步……每一项活动都需要消耗这种“货币”来维持运转。就像汽车要加油、手机要充电，我们的身体也得靠热量“续费”才能正常工作。

不同的食物就是不同面值的“钞票”。比如，100 g 白米饭的热量约为 130 kcal，相当于一张“小额钞票”；而 100 g 巧克力的热量高达 586 kcal，妥妥的“大钞”！要是你整天胡吃海塞，疯狂“囤钞”，身体消化不完，这些多余的热量就会被转化成脂肪，堆在肚子、大腿上，让你不知不觉就成了“脂肪富豪”。所以说，控制热量摄入，就是减肥这场战役的“第一枪”！

### 2. 算清你的“基础账”：每天身体要消耗多少热量？

想要知道每天该吃多少，得先摸清身体每天会消耗多少热量，这就像在给手机充电前，得知道电池容量有多大。人体消耗热量主要通过三个“渠道”，每个都有自己的“消费习惯”：

#### 基础代谢率：揭秘身体“发电厂”

基础代谢率（basal metabolic rate, BMR）堪称身体的“保底消费”，就算你一整天躺在床上当“咸鱼”，连手指头都懒得动一下，身体为了维持呼吸、心跳、血液循环这些最基本的生命活动，也得持续消耗热量。一般情况下，成年女性的基础代谢率为 1 200 ~ 1 400 kcal/d，男性为 1 400 ~ 1 600 kcal/d。

这数据怎么来的？各位“糖友”，你以为躺着就是在“省电”？错！咱们的身体可是 24 h 不停歇的“发电厂”，就算你在被窝里打呼噜，为心跳、呼吸、器官运转提供能量的基础代谢也在默默“耗电”。想知道自己的身体每天“待机”需要消耗多少热量？下面这些方法能带你一探究竟!

◎ 公式法：懒人必备的“傻瓜计算器”

• 哈里斯 – 本尼迪克特 (Harris–Benedict) 公式（经典款）：

男性：BMR = 88.362 + ［13.397 × 体重（kg）］+［4.799 × 身高（cm）］–(5.677 × 年龄）

女性：BMR = 447.593 + ［9.247 × 体重（kg）］+［3.098 × 身高（cm）］–(4.330 × 年龄）

• 米夫林 – 圣乔尔（Mifflin–St Jeor）公式（升级版）：

男性: BMR =［10 × 体重（kg）］+［6.25 × 身高（cm）］–［（5 × 年龄）– 161

女性：BMR =［10 × 体重（kg）］+［6.25 × 身高（cm）］–(5 × 年龄）+ 5

举个例子：35 岁、70 kg、160 cm 的女性，BMR ≈ 1 530 kcal/d。

研究表明，这个公式对亚洲人群的预测更精准，堪称热量计算界的“中国特供版”！

◎ 间接测热法：堪比“热量 CT”的精准测量术

如果你想体验一把科研大佬的感觉，可以试试间接测热法！躺在床上带上专业仪器，通过测量氧气消耗量和二氧化碳排出量，就能精准计算 BMR。这就像给身体做了一次“热量 CT”，这方法精准度高，误差不超过 5%！但仅少数三甲级医院的临床营养科可以测定，适合追求极致的“数据控”，此外，多次通过节食减重的人也十分有必要通过这个方法了解自己实际的基础代谢。

## 身体活动消耗：动得越多，“花得”越多

除了基础代谢这个“固定开支”，日常活动（走路、工作等）也要消耗热量，这属于身体的“浮动消费”。根据活动强度的不同，热量消耗会呈现“阶梯式变化”，具体可参考表 1。

**表 1　日常活动类型与强度系数对照表**

| 活动类型 | 强度系数 | 场景还原 |
| --- | --- | --- |
| 久坐不动 | 1.2 | 久坐办公室、瘫沙发追剧 |
| 轻度活动 | 1.375 | 散步遛狗、做家务、慢速骑车 |
| 中度活动 | 1.55 | 快走、跳舞、游泳 |
| 重度活动 | 1.725 | 冲刺跑、高强度健身、工地搬砖 |

◎　总消耗能量 = BMR × 强度系数

比如，BMR 为 1 800 kcal 的“糖友”，每天跳 1 h 广场舞（中度活动），其总消耗能量 ≈ 1 800 × 1.55 = 2 790 kcal。

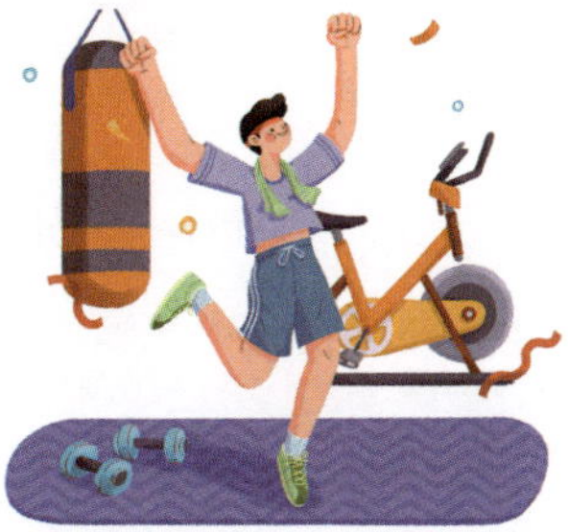

打个比方，每天步行 1 h（轻度活动），大约消耗 300 kcal；要是换成跑步 1 h（中度活动），就能“燃烧”600 ~ 700 kcal！所

以说，想多消耗热量，别当“沙发土豆”，赶紧动起来！

### 食物热效应：消化食物也要“付手续费”

你可能不知道，连消化、吸收食物这件事，身体都要额外消耗热量，这个过程叫食物热效应，相当于给消化系统交的“手续费”。不同营养成分的“手续费”差别很大：蛋白质的热效应最高，能消耗自身热量的 20% ~ 30%；碳水化合物为 5% ~ 10%；脂肪仅为 2% ~ 4%。

这意味着什么？摄入 100 kcal 蛋白质，身体消化它就要消耗 20 ~ 30 kcal，实际吸收 70 ~ 80 kcal；而摄入 100 kcal 脂肪，几乎能“全额到账”！所以从热量消耗角度看，多吃蛋白质相当于给身体“加了个耗能小马达”。

把这三部分消耗的热量加起来，就是你每天的总消耗能量。比如，前面那位 35 岁、久坐办公的女性，BMR 为 1 530 kcal，活动强度系数为 1.2，食物热效应消耗的能量为 100 kcal，每天总消耗能量约为 1 936 kcal。

## 3. 减肥的“收支平衡表”：每天吃多少才合适？

摸清了身体的“消费账单”，接下来就要制订饮食的“收入计划”。记住一个核心原则：想要减肥，摄入的热量必须小于消耗的热量！但也别矫枉过正，每天的热量缺口控制在 300 ~ 500 kcal 最为科学。缺口太小，减肥速度慢；缺口太大，身体容易“闹罢工”，出现代谢率下降、营养不良等问题。

还拿前面那位每天总消耗能量为 1 936 kcal 的女性举例，要想健康减肥，建议她每天摄入 1 400 ~ 1 600 kcal。千万别信网上那些“极端食谱”，比如，每天只摄入 500 kcal，这相当于让身体“闹饥荒”，不仅会掉肌肉、代谢率暴跌，还可能引发贫血、月经紊乱等健康危机！

### 4. 糖尿病患者的“特殊账本”

糖尿病患者算热量账时，还得给血糖“单独开个小灶”。建议优先选择低升糖指数（glycemic index, GI）的食物，这类食物消化吸收慢，不会让血糖像坐过山车一样飙升。比如，燕麦（GI 值为 55）、荞麦（GI 值为 54）就比白米饭（GI 值为 83）、白面包（GI 值为 71）“友好”得多。

另外，碳水化合物的摄入量也要严格把控，一般占总热量的 45% ~ 60%。举个例子，如果一位糖尿病患者每天计划摄入 1 500 kcal 热量，那么碳水化合物提供的热量应控制在 675 ~ 900 kcal，换算成食物重量为 169 ~ 225 g（每 1 g 碳水化合物提供 4 kcal 热量）。

掌握每天该摄入多少热量，就相当于拿到了减肥的“通关秘籍”！别再盲目节食或放纵吃喝，学会科学计算热量，既能吃饱吃好，又能健康瘦下来。记住，减肥不是“自虐”，而是一场充满智慧的“能量博弈”。从今天开始，给自己的饮食算笔明白账，向着健康和理想身材冲刺！

## 二、挑对主食，让血糖别再“调皮捣蛋”

嘿，“糖友”们！咱都知道，糖尿病这“小怪兽”可不好惹，而血糖总爱像个“调皮”的孩子一样“上蹿下跳”，让人头疼不已。而在影响血糖的众多因素里，主食可是个关键角色！挑对了主食，就像给血糖找了个靠谱的“管家”，能让它乖乖听话；要是挑错了，血糖就会到处“捣乱”。今天咱就好好唠唠，怎么挑对主食，让血糖不再“调皮捣蛋”！

### 1. 主食——血糖的“亲密伙伴”

主食，这可是咱们餐桌上的“常客”，像米饭、面条、馒头，天天都能见到它们的身影。它们在身体里会被快速消化分解成葡萄糖，然后一股脑儿地冲进血液里，血糖也就跟着“噌噌”往上涨。

就拿白米饭来说吧，它的 GI 值能达到 83 左右，属于高升糖指数食物。这意味着吃下去后，白米饭会像个急性子，迅速释放糖分，让血糖在短时间内飙升。想象一下，你的身体就像一个小房间，血糖是一群小气球，白米饭这个“打气筒”快速充气，房间里的气球一下子就多起来，血糖自然就高啦。再看看白面包，它的 GI 值约为 71，也不是个“省油的灯”，同样会让血糖快速升高。

### 2. 高升糖指数主食的“坑”，你踩过吗?

长期吃高升糖指数的主食，那麻烦可不少。血糖频繁大幅波动，就像坐过山车一样，一会儿高一会儿低。高的时候，身体里的细胞被过多的葡萄糖“包围”，但又没法好好利用，只能眼巴巴地看着血糖在血液里“闲逛”；低的时候呢，身体又像没了油的汽车，没了能量，让人头晕乏力、心慌手抖。

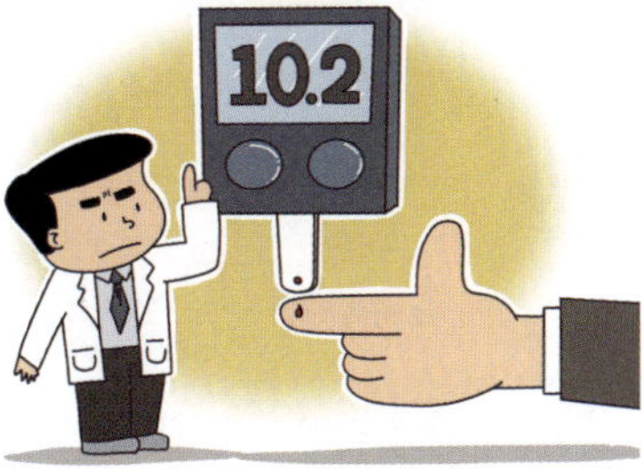


血糖老是这么不稳定，还会增加糖尿病并发症的风险。眼睛可能会出现视网膜病变，看东西越来越模糊，就像蒙了一层雾；肾脏也会“受伤”，慢慢失去过滤废物的能力，发展成糖尿病肾病；神经也会受到影响，出现手脚麻木、刺痛等症状，生活质量大打折扣。据研究，血糖长期大幅波动的糖尿病患者，发生视网膜病变的风险比血糖稳定者高 2 ~ 3 倍。

### 3. 低升糖指数主食——血糖的“小卫士”

那有没有能让血糖“乖乖听话”的主食呢？当然有！那就是低升糖指数主食，它们可是血糖的“小卫士”。像燕麦，GI 值约为 55，属于低升糖指数食物。燕麦富含膳食纤维，就像给葡萄糖穿上了“小鞋子”，让它们在身体里的“奔跑速度”慢下来，这样血糖升高的速度也就平缓了许多。还有糙米，它保留了更多的外层组织，消化起来没那么容易，GI 值约为 56，能让血糖稳步上升，而不是一下子“窜上天”。

除了谷物类，像红薯（GI 值约为 54）、玉米（GI 值约为 55）这些薯类和杂豆类也是不错的选择。红薯香甜软糯，富含果胶等膳食纤维，不仅能延缓碳水化合物的吸收，还能增加饱腹感。玉米含有丰富的膳食纤维和多种维生素，升糖速度相对较慢。这些低升糖指数主食，就像给血糖请了个“温柔的教练”，带着它稳步前进，而不是横冲直撞。

我们还要认识一下升糖负荷（glycemic load, GL），它和升糖指数可是“好搭档”。升糖指数反映的是食物升高血糖水平的相对速度，而升糖负荷则综合考虑了食物的 GI 值以及实际摄入量，能更准确地预测食物对血糖的影响。计算公式：GL = 食物的 GI × 摄入食物中碳水化合物的克数 ÷ 100。

比如，同样是 100 g 的食物，西瓜的 GI 值约为 72，属于高升糖指数食物，但每 100 g 西瓜中碳水化合物约为 5.5 g，计算其 GL 值为 72 × 5.5 ÷ 100 = 3.96，属于低升糖负荷食物；而白米饭的 GI 值为 83，每 100 g 白米饭中碳水化合物约为 25.9 g，GL 值为 83 × 25.9 ÷ 100 ≈ 21.5，是高升糖负荷食物。这就说明，虽然西瓜的 GI 值高，但实际吃同样重量时，它对血糖的总体影响相对较小，而白米饭则不然。所以咱们在选择主食时，除了看升糖指数，也可以算算 GL 值，以便更精准地把控食物对血糖的影响。

### 4. 选主食，这些“门道”要知道

◎ 看成分表，避开“隐形高糖”

在超市选主食的时候，可不能光看外表。学会看成分表，就像给主食做“体检”。要留意排在前面的成分，如果是精制小麦粉、白砂糖、糖浆等，那可得小心了，这可能是个“高糖陷阱”。比如，有些包装好的面包，看起来挺健康，成分表里却满满都是糖和精制面粉，如果吃多了，血糖肯定“失控”。咱们要选成分表简单，以全麦粉、燕麦粉等粗粮为主的主食。

◎ 注意加工方式，别让主食“变了味”

加工方式对主食的升糖指数影响也很大。同样是土豆，做成土豆泥，GI 值能达到 73，因为土豆泥被加工得更细腻，消化吸收快，血糖上升也快；但要是烤土豆，GI 值就只有 60 左右，相对“友好”很多。所以尽量选择加工简单的主食，以保留更多的膳食纤维和营养成分，这样才能更好地控制血糖。

◎ 搭配有技巧，“1 + 1 > 2”

主食也讲究“团队合作”。把低升糖指数的主食和富含蛋白质、膳食纤维的食物搭配着吃，效果更好。比如，吃糙米饭的时候，搭配鱼肉、蔬菜。鱼肉富含优质蛋白质，能延缓胃排空，让碳水化合物的吸收更缓慢；蔬菜富含膳食纤维，在增加饱腹感的同时，也能帮助身

体稳定血糖。这种搭配就像给血糖上了双重保险，让它更平稳。

### 5. 不同场景下，主食怎么选？

◎ 早餐

早餐是一天的开始，选对主食很重要。可以来一碗燕麦粥，搭配一个水煮蛋和一份蔬菜沙拉。燕麦粥能提供持续的能量，水煮蛋可以补充蛋白质，蔬菜沙拉能增加膳食纤维摄入，这样的搭配不仅能开启活力满满的一天，还能稳稳控制血糖。

◎ 午餐和晚餐

午餐和晚餐可以选择糙米饭、全麦面条等作为主食。糙米饭搭配清炒时蔬和瘦肉，或者全麦面条配上番茄鸡蛋卤，营养均衡又能控制血糖。如果喜欢吃面食，也可以自己在家用全麦粉做馒头、烙饼，少放油和盐，健康又美味。

◎ 外出就餐

外出就餐时，主食的选择可能比较有限。这时候可以优先选择玉米、红薯等粗粮，避免吃油多、糖多的主食，像油饼、甜豆沙包等。实在没有合适的，也可以问问服务员有没有杂粮饭，或者少吃点白米饭，多吃点菜来平衡一下。

### 6. 吃主食的小窍门，你了解吗？

◎ 吃“硬”不吃“软”

一般来说，同样的主食，硬度大的消化吸收相对慢，升糖速度也会慢一些。比如，硬一点的米饭的 GI 值比软烂的米饭的 GI 值低。所以煮米饭、煮粥的时候，别煮得太软烂，保留一点“嚼劲”，对控制血糖更有利。

◎ 吃“整”不吃“碎”

颗粒完整的主食，如完整的燕麦粒、糙米，比打成粉的主食消化吸收慢。选择那种大颗粒、少加工的燕麦片，比即食的、磨得很碎的燕麦片升糖更慢。

◎ 先菜后饭，血糖减半

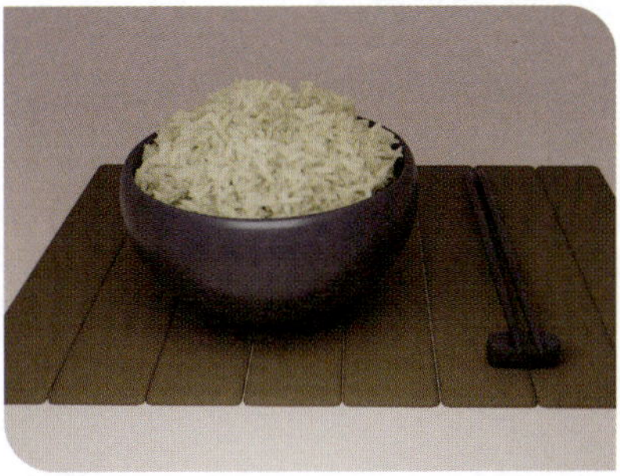

吃饭的时候，按照先吃蔬菜，再吃蛋白质类食物，最后吃主食的顺序。这样可以让胃有一定的饱腹感，减少主食的摄入量，同时，蔬菜和蛋白质也能延缓主食中碳水化合物的吸收，有助于控制血糖。

挑对主食对于糖尿病合并肥胖患者控制血糖、健康减重至关重要。掌握这些选主食和吃主食的技巧，让主食成为我们对抗糖尿病的“得力助手”，把血糖这匹“野马”驯服，让生活更加健康、美好！

## 三、选好蛋白质，身体秒变“强壮小超人”

嘿，各位糖尿病和肥胖界的“战友”们！咱们都知道，减肥和控糖的路上困难重重，就像在打一场艰苦的“健康保卫战”。在这场战斗里，有一种营养物质，堪称咱们身体的“秘密武器”，选好了它，身体就能像超级英雄一样，变得强壮又健康，它就是——蛋白质！今天咱就好好聊聊，为什么选好蛋白质这么重要，以及怎么才能选对、吃好。

### 1. 蛋白质——身体的“万能小助手”

蛋白质这东西，在咱们身体里可太重要了，简直就是个“万能小助手”！它就像建筑工人手里的砖块，是构成我们身体组织的重要材料。肌肉、骨骼、皮肤、头发……这些身体组织的构建和修复都离不开蛋白质。想象一下，如果身体是一座房子，蛋白质就是砌墙的砖、支撑的梁，没了它，这房子可就摇摇欲坠啦。

蛋白质还是身体里各种生理活动的“幕后功臣”。它参与合成各种酶和激素，就像给身体这部精密的机器提供了各种“小零件”，让机器能正常运转。比如，胰岛素，它可是调节血糖的关键“小能手”，而胰岛素的本质就是一种蛋白质。要是蛋白质供应不足，胰岛素的合成和分泌可能就会出问题，血糖也就跟着不“听话”了。

另外，蛋白质还能增强免疫力，就像给身体派了一群“小卫士”，帮我们抵御各种病菌的入侵。有了充足的蛋白质，身体的免疫系统才能“兵强马壮”，把那些想搞破坏的细菌、病毒统统赶跑。

### 2. 蛋白质——糖尿病合并肥胖患者的“秘密武器”

对于咱们糖尿病和肥胖患者来说，蛋白质更是有着特殊的意义，堪称“秘密武器”。

首先，蛋白质能增加饱腹感。很多肥胖患者都有这样的烦恼，总是感觉肚子饿，控制不住想吃东西。这时候，蛋白质就能大显身手啦！它在胃里的消化吸收速度相对较慢，能让我们的胃有更长时间的饱腹感，减少其他高热量食物的摄入。研究表明，富含蛋白质的饮食能让饱腹感延长 2 ~ 3 h，这样就不容易暴饮暴食，对控制体重很有帮助。

其次，蛋白质有助于稳定血糖。它不像碳水化合物那样，会让血糖快速升高。适量摄入蛋白质，能延缓碳水化合物的吸收，让血糖升高的速度变得平缓。就好比给血糖这辆“小火车”装上了一个“减速器”，让它平稳行驶，而不是横冲直撞。一项针对糖尿病患者的研究表明，在饮食中增大蛋白质比例，可使餐后血糖峰值降低 20% ~ 30% 。

最后，蛋白质还能帮我们增加肌肉量，提高基础代谢率。肥胖患者的基础代谢率往往较低，消耗的能量少，减肥就更困难。而增加肌肉量能有效提高基础代谢率，让身体在不知不觉中消耗更多热量。每增加 1 kg 肌肉，基础代谢率可提高 150 ~ 300 kcal/d。这就相当于给身体的“能量消耗工厂”升级了设备，能更高效地燃烧脂肪。

### 3. 优质蛋白质，你选对了吗?

既然蛋白质这么重要，那什么样的蛋白质才是优质的呢？简单来说，优质蛋白质就是那些所含的必需氨基酸种类齐全、数量充足、比例适当，以及容易被人体吸收利用的蛋白质。常见的优质蛋白质来源有这些：

◎　肉、鱼、虾、蛋、奶

这些都是大家耳熟能详的优质蛋白质来源。瘦肉，像牛肉、猪肉、羊肉等，富含铁、锌等微量元素，每 100 g 瘦肉含有 20 g 左右的蛋白质 。鱼肉则是优质又低脂的选择，像三文鱼、鳕鱼，不仅蛋白质含量高，还富含 Omega－3 脂肪酸，对心血管健康很有好处，每 100 g 鱼肉的蛋白质含量一般在 15 ~ 20 g 。虾也是高蛋白低脂肪的代表，每 100 g 虾大约含有 17 g 蛋白质 。鸡蛋更是“完美营养库”，一个鸡蛋（约 50 g）含有 6 ~ 7 g 优质蛋白质，而且氨基酸组成与人体需求接近，吸收率高。牛奶也是不错的选择，每 100 mL 牛奶大约含有 3 g 蛋白质，还富含钙等营养物质。

◎　豆类及其制品

豆类，如大豆、黑豆等，是植物性蛋白质的优质来源。大豆的蛋白质含量高达 36% ~ 40%。由大豆制成的豆腐、豆浆等豆制品，不仅蛋白质含量丰富，而且消化吸收率高。比如，每 100 g 豆腐含有 8 ~ 10 g 蛋白质，是素食者补充蛋白质的优质选择。

◎　其他优质蛋白质来源

像坚果，虽然脂肪含量较高，但也含有一定量的优质蛋白质，比如，每 100 g 杏仁大约含有 21 g 蛋白质 。不过坚果热量高，要注意适量食用。还有一些菌类，如香菇、木耳等，也含有一定的蛋白质，同时还富含膳食纤维和多种维生素。

### 4. 选蛋白质，这些“坑”要避开

在选择蛋白质来源的时候，咱们可得擦亮眼睛，避开一些“坑”。

◎　加工肉制品

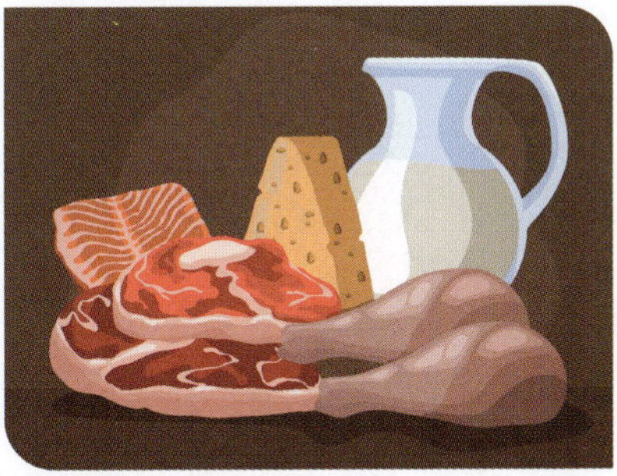

像香肠、腊肉、火腿等加工肉制品，虽然吃起来方便又美味，但它们在加工过程中添加了大量的盐、糖和防腐剂，而且经过烟熏、腌制等处理，可能会产生一些有害的化学物质。更重要的是，这些加工肉制品的脂肪含量往往较高，蛋白质的质量也相对较低。长期大量食用，不仅不利于控制体重，还可能增加心血管疾病等健康风险。

◎ 低质量植物蛋白质

虽然豆类是优质植物蛋白质来源，但像一些加工粗糙、杂质较多的豆类制品，或者是一些营养成分单一的植物蛋白质补充剂，蛋白质含量可能不高，而且缺乏一些必需氨基酸，吸收利用率也较低。所以在选择植物蛋白质来源时，要尽量选择品质好、加工精细的产品。

◎ 过量摄入蛋白质

虽然蛋白质对身体好，但也不是越多越好。过量摄入蛋白质，会增加肾脏的负担，尤其是对于糖尿病患者来说，如果已经出现肾脏并发症，更要注意控制蛋白质的摄入量。一般来说，糖尿病患者每天每1 kg体重摄入0.8 ~ 1.2 g蛋白质为宜，肥胖患者在减肥期间可以适当增加到1.2 ~ 1.5 g/ kg体重。

### 5. 蛋白质怎么吃，效果才最好?

选好了优质蛋白质，怎么吃也有讲究哦。

◎ 合理分配在三餐中

不要把一天的蛋白质都集中在一顿饭吃，而是要适当分配在三餐中。比如，早餐可以喝杯牛奶、吃个鸡蛋；午餐和晚餐可以吃些瘦肉、鱼肉或者豆制品。这样才能让身体持续获得蛋白质的供应，更好地发挥蛋白质的作用。

◎　搭配其他营养素

蛋白质和其他营养素搭配着吃，效果会更好。比如，蛋白质和膳食纤维丰富的蔬菜搭配，既能增加饱腹感，又有助于稳定血糖。再比如，维生素 C 能促进铁的吸收，所以在吃富含蛋白质和铁的食物（如瘦肉）时，可以搭配一些富含维生素 C 的水果（如橙子、草莓）。

◎　选择合适的烹饪方式

烹饪方式也会影响蛋白质的营养价值。尽量选择清蒸、水煮、炖等清淡的烹饪方式，这样能最大限度保留蛋白质的营养成分。避免油炸、油煎等高温烹饪方式，因为高温会使蛋白质变性，降低其营养价值，同时还会增加食物的脂肪含量。

选好蛋白质对于糖尿病合并肥胖患者来说，是迈向健康的重要一步。它就像一把神奇的钥匙，能帮我们打开健康之门，让身体变得强壮又充满活力。因此，从现在开始，好好挑选优质蛋白质，合理搭配、科学食用，让自己变身“强壮小超人”，在减肥和控糖的路上勇往直前！

## 四、脂肪怎么吃才健康？这里面门道可不少！

各位正在和糖尿病、肥胖“斗智斗勇”的朋友们！一提到脂肪，是不是很多人心里就“咯噔”一下？脑海里瞬间浮现出五花肉的油花、炸鸡的酥脆、奶油蛋糕的香甜……一边流口水，一边又担心吃了会长胖、血糖会升高。其实，脂肪就像生活里的“双面派”，吃对了是“健康小帮手”，吃错了就是体重和血糖的“捣乱分子”！今天咱们就来揭开脂肪的“神秘面纱”，聊聊怎么把脂肪吃得健康又安心。

### 1. 脂肪：身体里的“双面特工”

可别小瞧脂肪，它在身体里扮演着超级重要的角色，就像一位“双面特工”。一方面，它是身体的“能量储备库”。每 1 g 脂肪能产生 9 kcal 热量，是碳水化合物和蛋白质的 2 倍多，妥妥的“热量大户”。当身体需要能量时，如跑步、爬山，脂肪就会“挺身而出”，释放能量供身体使用。

另一方面，脂肪还是身体的“保暖衣”和“减震垫”。它能帮我们维持体温，冬天不被冻成“冰棍”；还能保护内脏器官，减少外界撞击对它们的伤害，就像给心、肝、脾、肺、肾穿上了一层柔软的“防弹衣”。此外，脂肪还能帮助身体吸收维生素 A、维生素 D、维生素 E、维生素 K 等脂溶性维生素，要是缺乏脂肪，这些维生素就没办法好好发挥作用。

但问题来了，如果脂肪摄入过多，这位“特工”就会“叛变”！多余的脂肪会堆积在腹部、臀部、大腿，让你拥有“游泳圈”“大象腿”；它还会在血管里“捣乱”，导致血脂升高、动脉粥样硬化，增加心血管疾病的风险。对于糖尿病患者来说，肥胖和高血脂还会加重胰岛素抵抗，让血糖更难控制。所以说，摄入脂肪就像走钢丝，掌握好“度”

才是关键！

### 2. 脂肪家族大揭秘：不同成员，不同脾气

脂肪家族成员众多，按照结构和特性，可以分为饱和脂肪、不饱和脂肪（又细分为单不饱和脂肪和多不饱和脂肪），还有臭名昭著的反式脂肪。它们就像性格迥异的兄弟姐妹们，对健康的影响天差地别。

◎ 饱和脂肪："爱搞事情"的"坏小子"

饱和脂肪堪称脂肪家族里的"坏孩子"。它主要存在于动物脂肪中，如猪油、牛油、肥肉，还有椰子油、棕榈油这些热带植物油里。饱和脂肪的特点是熔点高，在常温下呈固态，就像一块硬邦邦的肥皂。

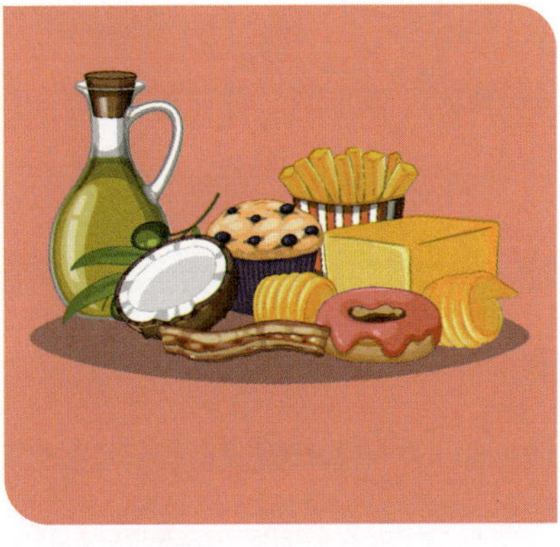

如果摄入过多饱和脂肪，会让血液里的低密度脂蛋白胆固醇水平升高，就像往血管里倒了一堆"淤泥"，容易形成动脉斑块，堵塞血管。研究显示，饱和脂肪摄入量每增加 1%，低密度脂蛋白胆固醇升高 0.02 ~ 0.05 mmol/L 。对于糖尿病患者和肥胖人群来说，这无疑是雪上加霜，会大大增加心血管疾病的发病风险。因此，咱们得控制饱和脂肪的摄入量，每天不超过总热量的 10% 。

◎　不饱和脂肪："温柔贴心"的"健康卫士"

不饱和脂肪可是脂肪家族里的"乖孩子"，分为单不饱和脂肪和多不饱和脂肪。

• 单不饱和脂肪：主要存在于橄榄油、菜籽油、坚果（如杏仁、开心果）和牛油果中。它就像一位温和的"调解员"，能降低低密度脂蛋白胆固醇水平，同时还能提高高密度脂蛋白胆固醇水平，帮血管做"大扫除"。每天用橄榄油代替部分动物油炒菜，对心血管健康大有益处。

• 多不饱和脂肪：明星成员 Omega－3 脂肪酸和 Omega－6 脂肪酸都属于这一类。Omega－3 脂肪酸主要存在于深海鱼（如三文鱼、鳕鱼、金枪鱼）、亚麻籽、奇亚籽中，它可是"抗炎小能手"，能降低炎症反应，改善胰岛素抵抗，对糖尿病患者特别友好。Omega－6 脂肪酸在玉米油、葵花籽油等植物油中含量丰富，但要注意保持 Omega－3 脂肪酸和 Omega－6 脂肪酸的摄入平衡，比例建议维持在 1∶4～1∶10，避免 Omega－6 脂肪酸摄入过多引发炎症。

◎　反式脂肪：人人喊打的"健康杀手"

反式脂肪堪称脂肪家族里的"过街老鼠"！它不是天然存在的"好成员"，而是人工加工的"反派角色"。常见于人造奶油、植脂末、油炸食品（如薯条、炸鸡）、烘焙食品（如饼干、蛋糕）中。食品包装上标注的“氢化植物油”“代可可脂”就是它的“化名”。

反式脂肪会同时升高低密度脂蛋白胆固醇和降低高密度脂蛋白胆固醇，还会促进炎症反应，增加糖尿病、心血管疾病和肥胖的风险。研究表明，反式脂肪摄入量每增加 2%，冠心病风险可升高 23%。因此，咱们要尽量远离反式脂肪，每天摄入量不超过 2 g。看到配料表里有“氢化植物油”，赶紧把食物放回货架！

这里不得不着重提一下，油脂在高温条件下是如何一步步“黑化”，变成反式脂肪这个“健康杀手”的。当植物油被加热到一定温度，尤其是超过 200 ℃时，其中的不饱和脂肪酸就像被施了“魔法”，开始发生氧化异构反应，逐渐转化为反式脂肪酸。这可不是危言耸听，有实实在在的数据支撑。

比如，在对大豆油、菜籽油、葵花籽油等常见植物油的研究中发现，当模拟油炸环境，将油温保持在 200 ℃以上并持续加热时，反式脂肪酸的含量显著上升。以葵花籽油为例，在未加热前，其反式脂肪酸含量可能微乎其微，但经过 30 min 的高温油炸，反式脂肪酸含量可从几乎为零上升至 2% ~ 3%；若持续油炸 1 h，这一比例可能会攀升至 5% ~ 7%。菜籽油在类似条件下，反式脂肪酸含量也会明显增加，经过 1 h 的高温油炸，含量能达到 4% ~ 6%。

再说说日常炒菜，如果习惯等油冒烟了再放菜，那可得注意了！

一般植物油开始冒烟时，油温往往已经达到 180 ℃以上，在这样的高温下，即使只是短时间加热，也可能产生反式脂肪酸。有研究表明，炒菜时将油温控制在 160 ~ 180 ℃，相较于 200 ℃以上，反式脂肪酸的生成量能降低约 50%。反复使用的油脂，在多次高温加热后，反式脂肪酸的含量更是会“一路狂飙”。有对比实验表明，同一份植物油，第一次油炸时产生的反式脂肪酸含量为 $X$，当第二次、第三次重复使用时，反式脂肪酸含量可能会分别增加至 $2X$、$3X$，对健康的危害也随之倍增。

### 3. 糖尿病合并肥胖患者吃脂肪的“黄金法则”

◎　总量控制：别让脂肪“超标”

不管哪种脂肪，吃多了都不行！对于糖尿病合并肥胖患者，每天脂肪摄入量应占总热量的 20% ~ 30%。举个例子，如果每天需要摄入 1 500 kcal 热量，那么脂肪提供的热量就是 300 ~ 450 kcal，换算成脂肪质量是 33 ~ 50 g（每 1 g 脂肪约为 9 kcal）。这可不是让你拿秤精确称量，日常饮食中大概估算即可，比如，炒菜少放油，少吃油炸食品。

◎　种类优选：少碰“坏脂肪”，多摄入“好脂肪”

• 减少饱和脂肪：用植物油（如橄榄油、菜籽油）代替动物油；少吃肥肉、动物内脏，选择瘦肉（如鸡肉、鱼肉、牛肉）。

• 增加不饱和脂肪：每周吃 2 ~ 3 次深海鱼，每次 100 ~ 150 g；每天吃一小把坚果（10 ~ 15 g），但要控制量，因为坚果热量高；烹饪时多用橄榄油凉拌或低温炒菜。

◎ 烹饪避雷：避开“高温陷阱”

烹饪方式对脂肪的健康程度影响巨大！高温油炸会让植物油产生反式脂肪和有害物质，还会增加食物的脂肪含量。建议多采用清蒸、水煮、凉拌、炖等低温烹饪方式，既能保留食物营养，又能减少脂肪摄入。如果非要炒菜，建议热锅冷油、控制油温，避免等油冒烟后再下锅。

◎ 警惕“隐形脂肪”：这些食物是“脂肪刺客”

有些食物看似健康，实则是“脂肪刺客”！比如沙拉酱、蛋黄酱，一勺（约 15 g）就含有 10 g 左右的脂肪；还有糕点、冰淇淋，其中的奶油、黄油都是饱和脂肪的“高含量区”。吃零食时，一定要看食品标签，选择低脂或无脂产品。

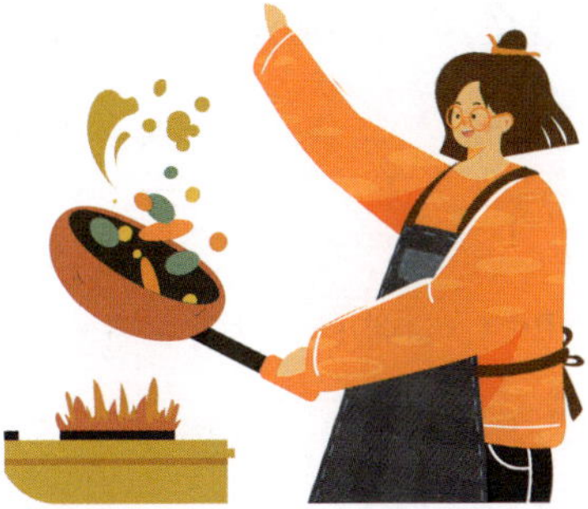

### 4. 常见问题解答：关于脂肪的那些疑惑

问：椰子油号称“健康油”，糖尿病患者能吃吗？

答：虽然椰子油近年来被过度追捧，但它的饱和脂肪含量高达

82%，比猪油还高！糖尿病患者最好少吃，用橄榄油、亚麻籽油等更健康的油代替。

问：坚果热量高，减肥时是不是不能吃？

答：坚果虽然热量高，但富含优质蛋白质、不饱和脂肪和膳食纤维。每天吃一小把（10～15 g），既能增加饱腹感，又有助于心血管健康。选择原味坚果，避免盐焗、糖衣等调味品种。

问：所有植物油都比动物油健康吗？

答：不一定！棕榈油、椰子油的饱和脂肪含量高，并不比动物油健康；而部分精炼植物油（如玉米油、大豆油）的 Omega－6 脂肪酸比例过高，也需要适量食用。建议多种植物油交替使用，保证营养均衡。

脂肪虽然复杂，但只要掌握这些门道，咱们完全可以和它“和平共处”！选对脂肪、摄入对脂肪，既能满足味蕾，又能守护健康。从今天开始，让脂肪成为你减肥控糖路上的“得力助手”，而不是“绊脚石”！

## 五、吃饭小窍门，别掉进饮食“陷阱”啦！

嘿，正在和体重、血糖“斗智斗勇”的朋友们！一日三餐看似简单，实则暗藏无数“陷阱”。稍不留神，你以为的“健康选择”可能就成了体重飙升的“帮凶”，或是让血糖坐上“过山车”的“幕后黑手”。

今天咱们就化身“饮食侦探”，带上这些超实用的吃饭小窍门，避开雷区，把每一餐都吃得明明白白、健健康康！

### 1. 餐前“热身”：打好饮食“防御战”

◎ 先喝杯水，给胃“打个预防针”

饭前喝一杯温水（200 ~ 300 mL），就像给胃发送了一条“预警信号”。这不仅能缓解饥饿感，还能减少用餐时的食量。研究表明，餐前 0.5 h 喝水的人，每餐平均能减少 13% 的热量摄入。想象一下，你的胃是个“小仓库”，提前注入一点“缓冲剂”，就能避免食物“爆仓”！

◎ 先来盘蔬菜，搭建“营养防线”

按照“先菜后饭”的顺序吃饭，堪称控糖减重的“黄金策略”。蔬菜富含膳食纤维，能增加饱腹感，还能延缓碳水化合物的吸收。有研究表明，先吃蔬菜再吃主食，餐后血糖峰值可比直接吃主食降低 20% ~ 30%。就像给血糖装上了“减速器”，让它平稳上升，而不是突然“飙车”。

### 2. 用餐“战术”：破解食物“隐藏密码”

◎ 主食“变形记”：从“快碳”到“慢碳”

白米饭、白面包这类“快碳”食物，就像给血糖按下了“加速键”，升糖速度极快。不妨把它们换成糙米、燕麦、全麦面包等“慢碳”主食，这些食物保留了更多膳食纤维，消化吸收更缓慢。例如，燕麦的

GI 值约为 55，而白米饭的 GI 值高达 83。搭配杂粮饭时，遵循“主食三分法”：1/3 精米白面 + 1/3 粗粮 + 1/3 杂豆，既能保证口感，又能稳定血糖。

◎　蛋白质“排兵布阵”：选对种类，吃够分量

蛋白质是减肥控糖的“得力助手”，但要注意“质量”和“数量”。优先选择鱼虾、鸡胸肉、豆腐等优质蛋白质，它们就像身体的“建筑材料”，既能增加饱腹感，又能维持肌肉量。一般来说，糖尿病合并肥胖患者每天每 1 kg 体重需要摄入 1.0 ~ 1.2 g 蛋白质。比如，60 kg 的人，每天应摄入 60 ~ 72 g 蛋白质，相当于 200 g 鸡胸肉或 400 g 豆腐。

◎　脂肪“隐形陷阱”：警惕隐形“热量炸弹”

脂肪是最容易被忽视的“陷阱”！沙拉酱、油炸食品、糕点里藏着大量饱和脂肪和反式脂肪。一份普通的炸鸡排（150 g）热量超过 400 kcal，其中近一半来自脂肪。建议用橄榄油、亚麻籽油代替动物油，每天脂肪摄入量不超过总热量的 25% ~ 30% 。吃坚果时，每天一小把（约 15 g）即可，别让“健康零食”变成热量“黑洞”。

### 3. 烹饪“套路”：避开高温“陷阱”

◎　低温烹饪，锁住营养“不叛变”

高温油炸、油煎会让食物“黑化”：一方面，油脂在 200 ℃以上会产生反式脂肪酸和致癌物；另一方面，高温会破坏食物中的维生素

和抗氧化物质。研究显示，反复油炸的植物油中，反式脂肪酸含量可增加3～5倍。建议多采用清蒸、炖煮、凉拌等低温烹饪方式，如清蒸鱼、凉拌菠菜，既保留营养，又减少油脂摄入。

◎　少盐减糖，别让调料“喧宾夺主”

酱油、蚝油、甜面酱等调料看似不起眼，实则藏着大量盐和糖。一勺酱油（15 mL）约含 1.5 g 盐，而世界卫生组织建议成年人每天的盐摄入量不超过 5 g。烹饪时可以用香料（如黑胡椒、迷迭香）、柠檬汁代替部分调料，既能增添风味，又能减少钠和糖的摄入。

### 4. 进食“节奏”：别当“暴风吸入选手”

◎　细嚼慢咽，给大脑“反应时间”

大脑接收饱腹感信号需要约 20 min。如果吃得太快，等大脑反应过来时，你可能已经多吃了一碗饭！建议每口食物咀嚼 20～30 次，把吃饭时间延长到 20～30 min。研究表明，细嚼慢咽的人每餐摄入热量比狼吞虎咽者少约 15%。

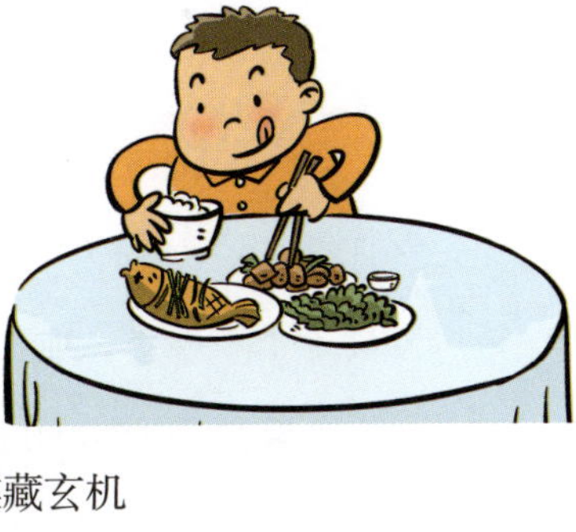

◎　餐具“小心思”：小碗小碟藏玄机

用小碗、小盘子盛饭，视觉上会让食物显得更多，从而减少食量。心理学研究表明，使用较大餐具的人，每餐食量平均增加 22%。不妨把大碗换成 200 mL 的小碗，把大盘子换成直径在 20 cm 以下的小盘子，在潜移默化中控制进食量。

### 5. 特殊“陷阱”：识破商家“套路”

◎ 警惕“健康标签”的文字游戏

“低脂”“无糖”不代表真的健康！有些“低脂酸奶”可能添加了大量糖来弥补口感；“无糖饼干”中淀粉含量高，同样会升高血糖。一定要看配料表：排在前三位的成分决定了食物的“本质”，优先选择配料简单、无糖无油添加的产品。

◎ 外卖“避坑指南”

外卖食物往往高油高盐。点沙拉时，选择油醋汁代替千岛酱；点盖饭时，要求“酱汁分开”，避免浸泡主食。一份普通的鱼香肉丝盖饭热量超过 800 kcal，而自己在家做的清蒸鱼配杂粮饭，热量可减少一半。

### 6. 餐后“补救”：亡羊补牢也不晚

◎ 饭后散步 15 min，加速血糖消耗

饭后立即坐下或躺下，血糖容易“居高不下”。建议饭后休息 10 ~ 15 min，然后散步 15 ~ 20 min，步速控制在 80 ~ 100 步 /min。研究表明，餐后散步能使 2 型糖尿病患者的餐后 2 h 血糖降低 10% ~15%。

◎ 拒绝“饭后甜点”，别给肠胃“加负担”

很多人习惯饭后吃水果或甜点，但这会让血糖再次升高。如果想吃水果，建议在两餐之间食用，每次不超过 200 g，优先选择低升糖指数的水果，如苹果、蓝莓、柚子。

吃饭这件小事，藏着大学问！从餐前准备到餐后“补救”，每个环节都是控糖减重的“战场”。掌握这些小窍门，就能轻松避开饮食“陷阱”，把每一餐都变成健康的“助力剂”。记住，健康饮食不是“苦行僧”式的约束，而是用智慧让味蕾和身体双赢！

## 六、营养医生带你逛超市：专挑对的，不选贵的！

各位正在和体重、血糖“较劲”的朋友们！超市货架上琳琅满目，包装花哨的食品仿佛都在喊着“选我选我”，稍不注意，就可能把一堆高热量、高糖分的“健康刺客”带回家。别慌！今天就跟着我这个营养科医生，化身“超市选购特种兵”，手把手教你读懂营养成分表和配料表，专挑对的食物，不花冤枉钱！

### 1. 逛超市的“底层逻辑”：先看“身份证”再下手

超市里的每一款食品都有自己的“身份证”——营养成分表和配料表。这两张表就像食物的“体检报告”，能帮你瞬间看穿它们的“真面目”！记住口诀：配料表看“本质”，营养成分表算“热量”。

◎　配料表：越靠前，含量越高！

配料表的排序暗藏玄机：按照法规要求，食品配料需按含量从高到低排列。比如，某款“全麦面包”，配料表第一位是“精制小麦粉”，第二位才是“全麦粉”，那它根本不算真全麦！真正的全麦面包，配料表第一位必须是“全麦粉”，且配料越简单越好。

◎ 营养成分表：盯紧这 4 个“关键指标”

• 能量：单位一般是“千焦（kJ）”或“千卡（kcal）”，1 kcal = 4.184 kJ。减肥期间，尽量选每 100 g 能量低于 1 000 kJ（约 240 kcal）的食品。

• 脂肪：重点关注“饱和脂肪”和“反式脂肪”。饱和脂肪每日摄入量不超过总热量的 10%；反式脂肪最好不摄入，若食品标签中标注“氢化植物油”“植脂末”，建议不予选择！

• 碳水化合物：对于糖尿病患者，需警惕“游离糖”（如白砂糖、果葡糖浆）。优先选每 100 g 碳水化合物含量低于 25 g 的产品。

• 钠：钠摄入过多会升高血压。每 100 g 钠含量超过 600 mg 的食品，堪称“隐形盐罐”，尽量少选。

### 2. 主食区“避雷指南”：避开“伪健康”陷阱

◎ 面包：别被“全麦”“无糖”迷惑！

• 全麦面包：要认准配料表第一位是“全麦粉”，且面包中有明显麦麸颗粒。有些面包号称“全麦”，实则添加了大量糖浆、油脂，热量堪比甜点。

• 无糖面包："无糖"不代表无碳水化合物！要看清配料表是否含淀粉、糊精等，这些成分同样会升高血糖水平。

◎ 挂面：看清"隐形盐"

普通挂面每 100 g 钠含量可达 1 000 mg 以上，相当于吃 100 g 挂面就摄入了 2.5 g 盐（世界卫生组织建议每日盐摄入量不超过 5 g）。优先选"低盐挂面"或"无钠挂面"，煮面时少放盐。

◎ 速冻食品：饺子、汤圆要"瘦身"

速冻水饺、汤圆往往高脂高糖。以某品牌猪肉白菜水饺为例，每 100 g 含脂肪 10 g、碳水化合物 25 g，热量高达 250 kcal。建议选馅料以蔬菜、瘦肉为主，且皮更薄的产品。

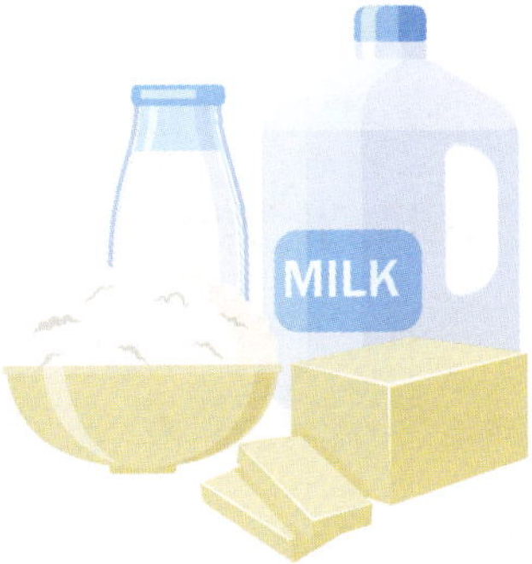


### 3. 乳制品区"选购秘籍"：拒绝"甜蜜陷阱"

◎ 牛奶：认准"纯牛奶"三个字

• 纯牛奶：配料表只有"生牛乳"，无其他添加，蛋白质含量≥2.9 g/100 mL。

• 风味牛奶：如“红枣牛奶”“核桃奶”，配料表前几位是水、白砂糖，蛋白质含量低，还可能添加香精，不推荐。

◎ 酸奶：警惕“隐形糖王”

许多酸奶每 100 g 含糖量超过 12 g，比可乐还甜！查看营养成分表，选择“碳水化合物”≤ 10 g/100 g 的产品，或直接选“无糖酸奶”，搭配新鲜水果更健康。

◎ 奶酪：选“天然奶酪”，远离“再制奶酪”

天然奶酪由牛奶浓缩制成，蛋白质含量高；再制奶酪添加了大量盐、糖和添加剂，如某款儿童奶酪棒，钠含量高达 500 mg/100 g，相当于每日推荐摄入量的 1/4。

### 4. 饮品区“排雷攻略”：别被“健康外衣”骗了

◎ 果汁：100% 纯果汁才靠谱

• 纯果汁：配料表只有“浓缩果汁 + 水”或“新鲜水果”，无添加糖，每 100 mL 含糖量 8 ~ 12 g。

• 果汁饮料：配料表第一位是水，第二位是白砂糖，还可能添加香精、色素，含糖量超 15 g/100 mL，堪比糖水。

◎ 奶茶：自制更健康

市售奶茶平均含糖量超 30 g/ 杯，部分产品反式脂肪酸含量超标。想喝奶茶？用纯牛奶和茶叶煮制，或选“三分糖”“无糖”款，拒绝珍珠、奶盖等高热量配料。

◎ 运动饮料：非必要不喝！

运动饮料含大量糖和电解质，适合长时间剧烈运动后补充能量。日常饮用？一瓶 500 mL 的运动饮料含糖量约 50 g，相当于 10 块方糖！不如喝白开水或淡茶水。

### 5. 蛋白质类食物选购：挑到“性价比之王”

蛋白质可是身体的“建筑材料”和“能量助手”，选对蛋白质食物，就像给身体找到了靠谱的“后勤部队”！在超市里，蛋白质类食物种类繁多，咱们得练就一双“火眼金睛”。

◎ 肉类：“红白搭配”更健康

• 白肉优选：鸡肉、鸭肉、鱼肉都属于白肉，它们脂肪含量低，蛋白质含量高。比如，每 100 g 鸡胸肉的蛋白质含量约为 23 g，脂肪却只有 5 g 左右。挑选鸡肉时，尽量选去皮的部位，鸡皮可是隐藏的脂肪大户；鱼肉建议选择深海鱼，像三文鱼、鳕鱼，不仅蛋白质优质，还富含 Omega－3 脂肪酸，能降低炎症反应，对糖尿病患者很“友好”。不过要小心，一些冷冻鱼丸、蟹棒等加工制品，配料表前几位可能是淀粉，蛋白质含量少，还可能添加了不少盐和添加剂，要谨慎选择。

• 红肉巧选：牛肉、猪肉、羊肉等红肉富含铁、锌等微量元素，但饱和脂肪含量相对较高。建议选择瘦肉部分，如牛里脊、猪瘦肉。购买肉馅时，别选过于细腻的，其中可能混入了较多肥肉，最好选择能看到明显瘦肉颗粒的。同时，注意肉制品的钠含量，像香肠、腊肉等加工红肉，为了延长保质期和增加风味，往往添加了大量盐分，100 g 香肠的钠含量可能超过 500 mg，吃多了容易让血压“不听话”，能少吃就少吃。

◎ 蛋类：“全能选手”任你挑

鸡蛋、鸭蛋、鹅蛋等蛋类，堪称蛋白质界的“全能选手”，氨基酸组成与人体需求接近，吸收率极高。一个鸡蛋（约 50 g）就含有 6～7 g 优质蛋白质。很多人纠结蛋黄能不能吃，其实大可不必！虽然蛋黄的胆固醇含量较高，但适量食用并不会大幅提高血液胆固醇水平，反而能补充卵磷脂、维生素 A、维生素 D 等重要营养。选购鸡蛋时，不用迷信“土鸡蛋”“高价蛋”，普通新鲜鸡蛋的营养价值就已经很不错了 。如果是溏心蛋爱好者，要注意选择可生食的无菌蛋，避免沙门氏菌感染风险。

◎ 豆类及豆制品：植物蛋白质“主力军”

大豆、黑豆、红豆等豆类，还有豆腐、豆浆、豆皮等豆制品，是优质植物蛋白质的重要来源。以大豆为例，每 100 g 大豆的蛋白质含量高达 36 g 左右。豆腐种类多样，北豆腐水分少，蛋白质含量更高，每 100 g 北豆腐约含 12 g 蛋白质；南豆腐质地嫩滑，蛋白质含量为 6 ~ 8 g/100 g。豆浆也是个不错的选择，但要警惕超市里的甜味豆浆，可能添加了大量糖，最好选择原味豆浆，或者自己在家用豆浆机制作。另外，腐竹、素鸡等豆制品，在加工过程中可能加入了较多油脂和盐分，要适量食用。

◎ 水产类：低脂高蛋白的“宝藏”

除了前面提到的深海鱼，虾、贝类等水产品也是优质蛋白质的来源。虾的蛋白质含量高且脂肪低，每 100 g 虾肉含蛋白质约 17 g，热量仅 85 kcal 左右 。贝类如扇贝、生蚝，不仅蛋白质丰富，还含有锌、硒等微量元素，对增强免疫力很有帮助。选购水产时，注意新鲜度，闻起来有刺鼻腥味、摸起来黏腻的水产品不建议购买。冷冻水产要看清生产日期和保质期，避免买到反复解冻的产品。

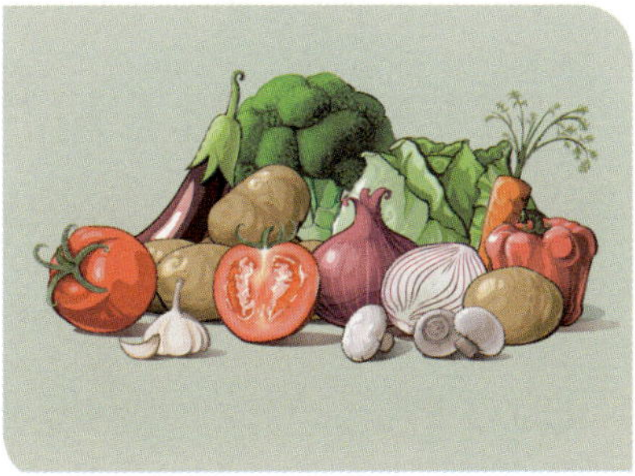

### 6. 方便蔬菜选购：省时省力也健康

忙碌的时候，方便蔬菜就是咱们的“救星”！但方便蔬菜也有“坑”，选对了才能既方便又营养。

◎ 冷冻蔬菜：营养“保鲜”有一手

冷冻蔬菜是在蔬菜新鲜时迅速进行冷冻处理，能最大限度保留维生素和矿物质。比如，冷冻西蓝花、菠菜、玉米粒，它们的膳食纤维、维生素 C 含量与新鲜蔬菜相差不大。同时，冷冻蔬菜省去了择菜、洗菜的步骤，特别适合没时间做饭的朋友。选购时，注意看配料表，除了蔬菜本身，最好无其他添加物。有些冷冻混合蔬菜可能添加了调味酱，导致钠含量较高，要谨慎选择。另外，冷冻蔬菜一旦解冻就不要再冷冻，避免营养流失和细菌滋生。

◎ 脱水蔬菜：轻便但要注意“隐形盐”

脱水蔬菜是通过烘干或冻干技术制成的，体积小、易保存，如脱水胡萝卜片、香菇干等。不过，部分脱水蔬菜为了增加风味，可能会添加盐、糖等调味料。比如，一些脱水蔬菜脆片，看似健康，实则在加工过程中加入了大量油脂和盐分，每 100 g 脱水蔬菜脆片的钠含量可能超过 800 mg，其热量也不低。建议选择无调味的脱水蔬菜，用来泡茶、煮汤都不错。

◎　即食蔬菜沙拉：小心“酱料陷阱”

超市冷藏区的即食蔬菜沙拉，蔬菜种类丰富，但要小心搭配的酱料！普通蛋黄酱、千岛酱的脂肪含量极高，一勺（约 15 g）千岛酱的脂肪含量可达 7 ~ 8 g，热量近 70 kcal。最好选择油醋汁作为酱料，或者自己在家用橄榄油、醋、黑胡椒调配。同时，检查沙拉的新鲜度，叶片发黄、有水渍的不建议购买。另外，即食沙拉的保质期较短，购买后尽快食用，避免细菌超标。

### 7. 零食区“生存指南”：解馋也要“聪明吃”

◎　坚果：原味＞盐焗＞糖衣

坚果虽营养丰富，但热量极高。优先选原味、无添加的产品，每天一小把（约 15 g）即可。盐焗、奶油味坚果往往添加大量盐和油，每 100 g 热量超 600 kcal。

◎　薯片、饼干：配料表越短越好！

配料表中的原料超过 10 种的零食，大概率含添加剂、反式脂肪酸。比如，某品牌薯片，配料表含“氢化植物油”“焦亚硫酸钠”等，而优质饼干的配料表可能只有“全麦粉、坚果、蜂蜜”。

◎　果干：警惕“隐形糖罐”

葡萄干、芒果干等果干在制作过程中可能添加了大量糖。查看营养成分表，选“碳水化合物”含量低于 50 g/100 g 的产品，或直接吃新鲜水果。

### 8. 特殊提醒：这些“健康食品”可能是“坑”

◎　即食燕麦片

部分产品添加大量糖和植脂末，热量翻倍。选配料表中仅含“燕麦”的纯燕麦片。

◎　低脂食品

“低脂酸奶”可能用糖弥补口感；“低脂饼干”可能增加淀粉含量，导致热量不降反升。

◎　代餐粉

部分代餐粉营养单一，长期食用易导致营养不良。优先选择蛋白质、膳食纤维含量高，且配料表清晰的产品。

逛超市就像一场“健康寻宝游戏”，掌握了营养成分表和配料表的“密码”，再花哨的包装也骗不了你！记住：贵的不一定好，对的才是真健康。下次走进超市，不妨带上这份攻略，做一个精明的“食物侦探”，为自己和家人的健康保驾护航！

## 七、“干饭人”指南：用食物交换份解锁你的专属“能量密码”！

你是否总在吃饭时陷入灵魂拷问：“我到底该吃多少？别人的食谱为啥套在我身上就‘翻车’？”别慌！今天就用食物交换份这个营养界的“瑞士军刀”，手把手教你根据自身需求定制专属带量食谱，让控糖减重变得比玩消消乐还简单！

你的身体值多少“能量币”？

每个人的身体都是独一无二的“能量发动机”，性别、年龄、体重、运动量都会影响每日所需热量。参考《中国2型糖尿病防治指南（2025年版）》，我们把不同能量需求转化为食物交换份数，见表2。

表2　不同能量对应的食物交换份数对照表

| 每日总能量（kcal） | 谷薯类份数 | 蔬果类份数 | 肉蛋豆类份数 | 奶制品类份数 | 油脂类份数 | 总交换份数 |
|---|---|---|---|---|---|---|
| 1 200 | 6 | 1 | 3 | 2 | 2 | 14 |
| 1 400 | 8 | 1 | 3 | 2 | 2 | 16 |
| 1 600 | 10 | 1 | 3 | 2 | 2 | 18 |
| 1 800 | 12 | 1 | 3 | 2 | 2 | 20 |
| 2 000 | 14 | 1 | 3 | 2 | 2 | 22 |
| 2 200 | 16 | 1 | 3 | 2 | 2 | 24 |

### 1. 食物交换份：营养界的乐高积木——超详细版拆解！

想象一下，食物就像乐高积木，每块积木都有固定的“能量值”，通过自由组合，你能拼出无限可能的健康餐盘！食物交换份正是基于这个原理，把所有食物分成五大类，每类食物内部可以像“货币”一样互相兑换，帮你轻松实现营养均衡。

◎ 为什么要用食物交换份？

• 灵活自由：厌倦了每天吃同样的菜？用食物交换份可以随时替换同类食物！比如，今天不想吃大米饭，换成红薯、玉米也完全可以。

• 精准控量：每份食物有固定热量，再也不用担心吃多吃少，控制摄入热量像数学题一样简单！

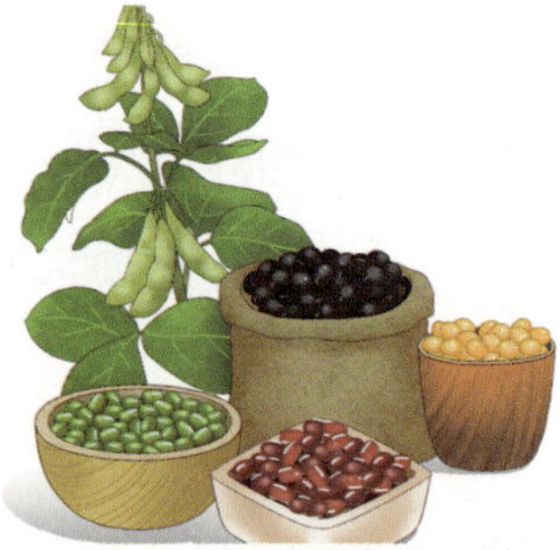

• 营养均衡：通过科学配比各类食物份数，保证碳水化合物、蛋白质、维生素全都在线。

◎ 七大类食物交换份详解（表 3 ~ 表 9）。

**表 3 谷薯类食物交换份表**

| 食物种类 | 质量 /g | 食物举例 |
| --- | --- | --- |
| 谷物（初级农产品） | 25 | 大米、面粉、玉米面、杂粮等（干、生、非加工类制品） |

续表

| 食物种类 | | 质量 /g | 食物举例 |
|---|---|---|---|
| 主食制品 | 面制品 | 35 | 馒头、花卷、大饼、烧饼、面条（湿）、面包等 |
| | 米饭 | 75 | 粳米饭、籼米饭等 |
| 全谷物 | | 25 | 糙米、全麦、玉米粒（干）、高粱、小米、荞麦、黄米、燕麦、青稞等 |
| 杂豆类 | | 25 | 绿豆、赤小豆、芸豆、蚕豆、豌豆、眉豆等 |
| 淀粉类 | | 25 | 粉条、粉丝、团粉、玉米淀粉等 |
| 糕点和油炸类 | | 20 | 蛋糕、江米条、油条、油饼等 |
| 薯芋类 * | | 100 | 马铃薯、甘薯、木薯、山药、芋头、大薯、豆薯等 |
| 注：* 每份薯芋类食品的质量为可食用部分质量。 | | | |

**表 4　蔬菜类食物交换份表**

| 食物种类 | | 质量 /g | 食物举例 |
|---|---|---|---|
| 蔬菜类（综合） | | 250 | 所有常见蔬菜（不包含干、腌制、罐头类制品） |
| 嫩茎叶花菜类 | 深色 | 300 | 油菜、芹菜、乌菜、菠菜、鸡毛菜、香菜、萝卜缨、茴香、苋菜等 |
| | 浅色 | 330 | 大白菜、奶白菜、圆白菜、娃娃菜、菜花、白笋、竹笋等 |
| 茄果类 | | 375 | 茄子、西红柿、柿子椒、辣椒、西葫芦、黄瓜、丝瓜、南瓜等 |

续表

<table>
<tr><th colspan="2">食物种类</th><th>质量 /g</th><th>食物举例</th></tr>
<tr><td colspan="2">根茎类</td><td>300</td><td>红萝卜、白萝卜、胡萝卜、水萝卜等（不包括马铃薯、芋头）</td></tr>
<tr><td rowspan="2">蘑菇类</td><td>鲜</td><td>275</td><td>香菇、草菇、平菇、白蘑、金针菇、牛肝菌等鲜蘑菇</td></tr>
<tr><td>干</td><td>30</td><td>香菇、木耳、茶树菇、榛蘑等干制品</td></tr>
<tr><td colspan="2">鲜豆类</td><td>250</td><td>豇豆、扁豆、四季豆、刀豆等</td></tr>
<tr><td colspan="4">注：表中给出的每份食品质量均为可食用部分质量。如果难以区分蔬菜种类（如混合蔬菜），可按照蔬菜类（综合）的质量进行搭配。深色嫩茎叶花菜类特指胡萝卜素含量≥ 300 g/100 g 的蔬菜。</td></tr>
</table>

**表 5　水果类食物交换份表**

| 食物种类 | 质量 /g | 食物举例 |
| --- | --- | --- |
| 水果类（综合） | 150 | 常见新鲜水果（不包括干制、糖渍、罐头类制品） |
| 柑橘类 | 200 | 橘子、橙子、柚子、柠檬 |
| 仁果、核果、瓜果类 | 175 | 苹果、梨、桃、李子、杏、樱桃、甜瓜、西瓜、黄金瓜、哈密瓜等 |
| 浆果类 | 150 | 葡萄、石榴、柿子、桑葚、草莓、无花果、猕猴桃等 |
| 枣和热带水果类 | 75 | 各类鲜枣、芒果、荔枝、桂圆、菠萝、香蕉、榴莲、火龙果等 |
| 果干类 | 25 | 葡萄干、杏干、苹果干等 |
| 注：表中给出的每份食品质量均为可食用部分的质量。如果难以区分水果种类（如混合水果），可按照水果类（综合）的质量进行搭配。 | | |

**表 6 肉蛋水产品类食物交换份表**

| 食物种类 | 质量 /g | 食物举例 |
|---|---|---|
| 畜禽肉类（综合） | 50 | 常见畜禽肉类 |
| 畜肉类（脂肪含量≤ 5%） | 80 | 纯瘦肉、牛里脊、羊里脊等 |
| 畜肉类（脂肪含量为 6% ~ 15%） | 60 | 猪里脊、羊肉（胸脯肉）等 |
| 畜肉类（脂肪含量为 16% ~ 35%） | 30 | 前臀尖、猪大排、猪肉（硬五花）等 |
| 畜肉类（脂肪含量≥ 85%） | 10 | 肥肉、板油等 |
| 禽肉类 | 50 | 鸡、鸭、鹅、火鸡等 |
| 蛋 类 | 90 | 鸡蛋、鸭蛋、鹅蛋、鹌鹑蛋等 |
| 水产类（综合） | 90 | 常见淡水鱼、海水鱼，虾、蟹、贝类，海参等 |
| 鱼 类 | 75 | 鲤鱼、草鱼、鲢鱼、鳙鱼、黄花鱼、带鱼、鲳鱼、鲈鱼等 |
| 虾、蟹、贝类 | 115 | 河虾、海虾、河蟹、海蟹、河蚌、蛤蜊、蛏子等 |

注：表中给出的每份食品质量均为可食用部分的质量，必要时需进行换算。如果难以区分畜禽肉类食物种类（如混合肉），可按照畜禽肉类（综合）的质量进行搭配。内脏类（肚、舌、肾、肝、心、肫等）胆固醇含量高，且营养成分差异较大，如按每份 70 g 换算，需复核营养素的变化是否符合要求。

表 7　大豆 / 乳制品食物交换份表

| 食物种类 | | 质量 /g | 食物举例 |
| --- | --- | --- | --- |
| 大豆类 | | 20 | 黄豆、黑豆、青豆 |
| 豆粉 | | 20 | 黄豆粉 |
| 豆腐 | 北豆腐 | 90 | 北豆腐 |
| | 南豆腐 | 150 | 南豆腐 |
| 豆皮、豆干 | | 50 | 豆腐干、豆腐丝、素鸡、素什锦等 |
| 豆浆 | | 330 | 豆浆 |
| 液态乳 | 全脂 | 150 | 全脂牛奶等 |
| | 脱脂 | 265 | 脱脂牛奶等 |
| 发酵乳（全脂） | | 100 | 发酵乳 |
| 乳酪 | | 25 | 奶酪、干酪 |
| 乳粉 | | 20 | 全脂奶粉 |

表 8　坚果类食物交换份表

| 食物种类 | 质量 /g | 食物举例 |
| --- | --- | --- |
| 坚果（综合） | 20 | 常见的坚果、种子类 |
| 淀粉类坚果（碳水化合物含量≥ 40%） | 25 | 板栗、白果、芡实、莲子 |
| 高脂类坚果（脂肪含量＞ 40%） | 15 | 花生仁、西瓜子、松子、核桃、葵花籽、南瓜子、杏仁、榛子、开心果、芝麻等 |
| 中脂类坚果（脂肪含量为 20% ~ 40%） | 20 | 腰果、胡麻子、核桃（鲜）、白芝麻等 |
| 注：表中给出的每份食品质量均为可食用部分的质量。 | | |

表9　油脂类食物交换份表

| 食物种类 | 质量 /g | 食物举例 |
| --- | --- | --- |
| 油脂类 | 10 | 猪油、橄榄油、菜籽油、大豆油、玉米油、葵花籽油、稻米油、花生油等 |

◎　食物交换份使用秘籍

• 同类互换：比如，1 份大米（25 g）可以换成 1 份红薯（100 g），热量不变。

• 灵活搭配：早餐吃了 2 份谷薯类食物，午餐可以减少 1 份谷薯类食物，换成 1 份肉蛋豆类食物。

• 组合公式：每日食谱 = 谷薯类 + 蔬果类 + 肉蛋豆类 + 奶制品类 + 少量油脂类，可根据总能量需求调整份数。

### 2. 手把手定制专属带量食谱

◎　场景 1：轻体力活动女性（1 500 kcal）

• 第一步：$1\,500 \div 90 \approx 17$ 份

• 第二步：参照不同能量对应的食物交换份数对照表，每日建议摄入：谷薯类 9 份、蔬果类 1 份、肉蛋豆类 3 份、奶制品类 2 份、油脂类 2 份。

• 第三步：选择具体食物，完整搭配方案见表 10。

表 10　1 500 kcal 带量食谱分配及示例表

| 食物类别 | 份数 | 内容 | 食谱 |
| --- | --- | --- | --- |
| 谷薯类 | 9 | 全谷物 / 杂豆类 1 份：燕麦 25 g<br>薯类 2 份：红薯 200 g<br>谷类 4 份：大米 100 g<br>主食制品：黑豆面条 70 g | 方便做饭：<br>早餐：燕麦粥 + 菠菜炒鸡蛋<br>加餐：无糖酸奶<br>午餐：红薯焖饭 + 蘑菇炒牛肉<br>加餐：全脂奶<br>晚餐：西红柿鲜虾面 + 拌豆腐<br>在外就餐：<br>早餐：燕麦吐司 + 水煮蛋 + 全脂奶<br>午餐：烤红薯 + 酱牛肉 + 西红柿<br>加餐：无糖酸奶<br>晚餐：米饭 + 菠菜豆腐虾仁 |
| 蔬果类 | 1 | 嫩茎叶花菜 0.5 份：菠菜 150 g<br>茄果类 0.25 份：西红柿 100 g<br>蘑菇类 0.25 份：蘑菇 50 g | |
| 肉蛋豆类 | 3 | 畜肉类 1 份：牛里脊 80 g<br>水产类 0.5 份：虾 45 g<br>蛋类 1 份：鸡蛋 60 g<br>豆类 0.5 份：南豆腐 75 g | |
| 奶制品类 | 2 | 全脂奶 150 mL、无糖酸奶 100 g | |
| 油脂类 | 2 | 大豆油 20 g | |

方便做饭：

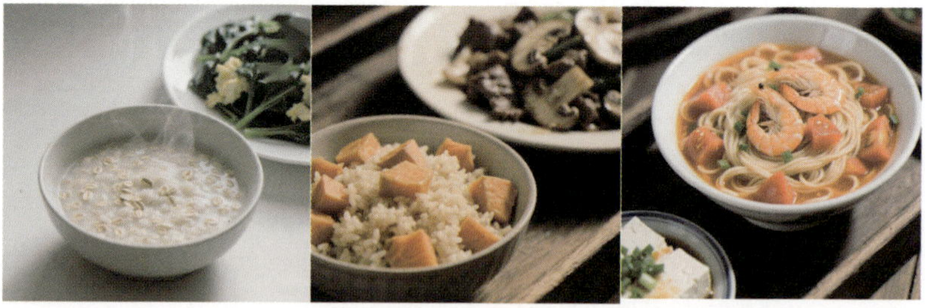

在外就餐：

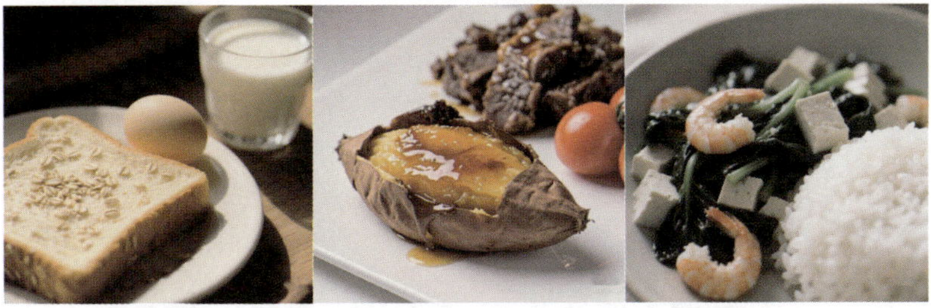

◎　场景 2：轻体力活动男性（1 700 kcal）

• 第一步：1 700 ÷ 90 ≈ 19 份

• 第二步：参照不同能量对应的食物交换份数对照表，每日建议摄入：谷薯类 11 份、蔬果类 1 份、肉蛋豆类 3 份、奶制品类 2 份、油脂类 2 份。

• 第三步：选择具体食物，完整搭配方案见表 11。

**表 11　1 700 kcal 带量食谱分配及示例表**

| 食物类别 | 份数 | 内容 | 食谱 |
| --- | --- | --- | --- |
| 谷薯类 | 11 | 全谷物 1 份：糙米 25 g<br>杂豆类 1 份：黄豆 25 g<br>薯类 3 份：玉米 100 g、山药 200 g<br>谷类 6 份：大米 25 g、米饭 225 g、荞麦面条 70 g | 方便做饭：<br>早餐：糙米粥 + 黄瓜拌豆皮<br>加餐：无糖酸奶<br>午餐：米饭 + 茼蒿炒鲜虾 + 蒸玉米<br>加餐：脱脂奶<br>晚餐：山药炒鸡蛋 + 肉末黄豆 + 拌荞麦面 |
| 蔬果类 | 1 | 嫩茎叶花菜 0.5 份：茼蒿 150 g<br>茄果类 0.25 份：黄瓜 100 g<br>蘑菇类 0.25 份：杂菇 50 g | |

续表

<table>
<tr><th>食物类别</th><th>份数</th><th>内容</th><th>食谱</th></tr>
<tr><td>肉蛋豆类</td><td>3</td><td>畜肉类 0.5 份：鸡肉 25 g<br>水产类 1 份：虾 100 g<br>蛋类 1 份：鸡蛋 60 g<br>豆类 0.5 份：豆皮 25 g</td><td rowspan="3">在外就餐：<br>早餐：糙米饭团 + 水煮蛋 + 豆浆 200 mL<br>午餐：米饭 + 水煮虾 + 即食玉米 + 黄瓜<br>加餐：脱脂奶<br>晚餐：米饭 + 即食山药 + 杂菇炒鸡胸肉<br>加餐：无糖酸奶</td></tr>
<tr><td>奶制品类</td><td>2</td><td>脱脂奶 265 mL、无糖酸奶 100 g</td></tr>
<tr><td>油脂类</td><td>2</td><td>大豆油 20 g</td></tr>
</table>

方便做饭：

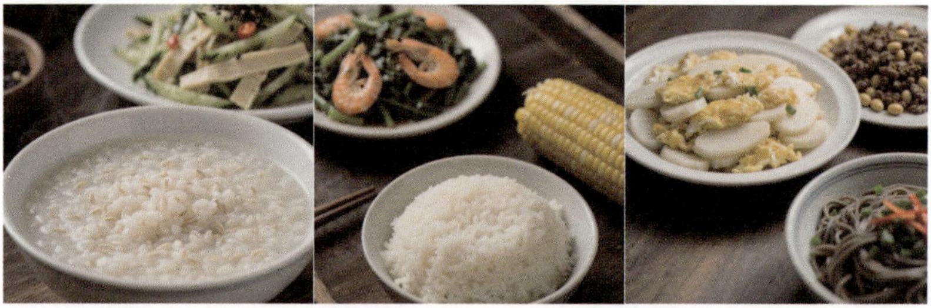

在外就餐：

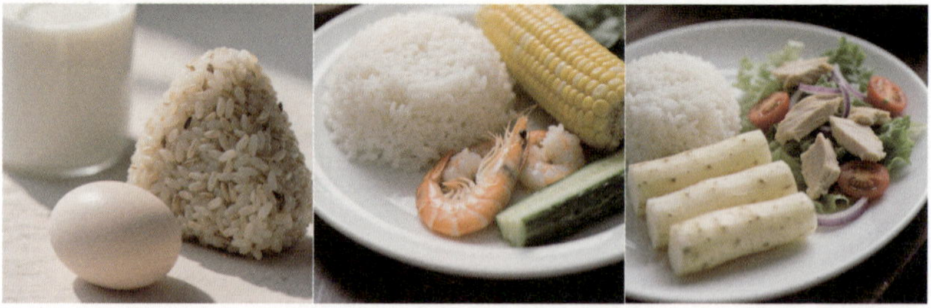

◎　场景 3：中体力活动人群（1 900 kcal）

• 第一步：1 900 ÷ 90 ≈ 21 份

• 第二步：参照不同能量对应的食物交换份数对照表，每日建议摄入：谷薯类 12 份、蔬果类 1 份、肉蛋豆类 4 份、奶制品类 2 份、油脂类 2 份。

• 第三步：选择具体食物，完整搭配方案见表 12。

**表 12　1 900 kcal 带量食谱分配及示例表**

<table>
<tr><th>食物类别</th><th>份数</th><th>内容</th><th>食谱</th></tr>
<tr><td>谷薯类</td><td>12</td><td>全谷物 1 份：荞麦 25 g<br>杂豆类 2 份：红豆、黄豆 20 g<br>薯类 3 份：玉米 100 g、土豆 200 g<br>谷类 6 份：大米 100 g、花卷 70 g</td><td rowspan="5">方便做饭：<br>早餐：荞麦红豆黄豆豆浆 400 mL+ 西葫芦蛋饼<br>加餐：无糖酸奶<br>午餐：米饭 + 芹菜炒鸡肉 + 椒盐土豆泥<br>加餐：脱脂奶<br>晚餐：花卷 + 西葫芦炒木耳 + 香烤三文鱼<br>加餐：煮玉米<br>在外就餐：<br>早餐：荞麦红豆黄豆豆浆 + 水煮蛋<br>午餐：米饭 + 水果芹菜 + 卤羊肉 + 土豆泥<br>加餐：脱脂奶<br>晚餐：花卷 + 三文鱼 + 豆皮拌木耳<br>加餐：无糖酸奶</td></tr>
<tr><td>蔬果类</td><td>1</td><td>嫩茎叶花菜 0.5 份：芹菜 150 g<br>茄果类 0.25 份：西葫芦 100 g<br>蘑菇类 0.25 份：木耳 50 g</td></tr>
<tr><td>肉蛋豆类</td><td>4</td><td>畜肉类 1.5 份：羊里脊 80 g、鸡肉 25 g<br>水产类 1 份：三文鱼 100 g<br>蛋类 1 份：鸡蛋 60 g<br>豆类 0.5 份：豆皮 25 g</td></tr>
<tr><td>奶制品类</td><td>2</td><td>脱脂奶 265 mL、无糖酸奶 100 g</td></tr>
<tr><td>油脂类</td><td>2</td><td>大豆油 20 g</td></tr>
</table>

方便做饭：

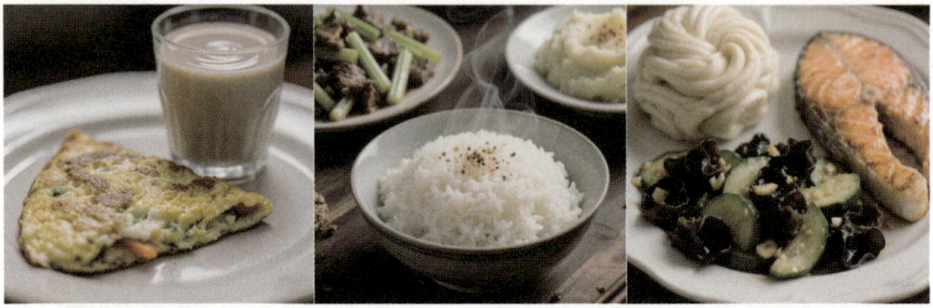

在外就餐：

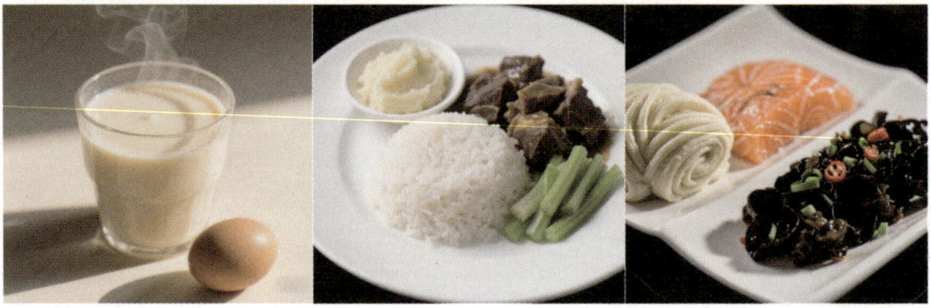

### 3. “吃货”减重保卫战：特殊场景应对法

◎　聚餐“急救包”

火锅选清汤锅，涮煮的蔬菜类食材占 70%；烤肉用生菜包，拒绝蘸酱。

◎　零食平替清单

用海苔（0.5 份）代替薯片，用小番茄（1 份）代替饼干。

◎ 外卖“避坑”指南

麻辣烫选清汤底，备注“少麻酱”；沙拉备注“酱汁另放”。

记住！没有不能吃的食物，只有不会搭的智慧！快拿起这份定制攻略，把自己的餐盘变成“营养游乐场”吧。

# 打卡手账

# 第四章

## 动起来，减肥效果直接“翻倍”！

有氧运动和力量训练！这对“组合”就像《神雕侠侣》里的小龙女和杨过，一个轻盈灵动，一个沉稳有力，联手出击，让你能更高效地对抗肥胖和糖尿病！

本章阅读约需 16 min！

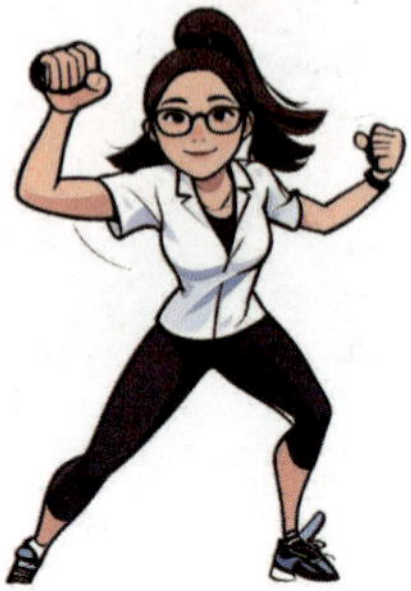

## 一、减肥界的“黄金搭档”——有氧运动＋力量训练

除了饮食搭配这个“武器”，还有另一个减肥“利器”哦。今天就来带你认识减肥界的“黄金搭档”——有氧运动和力量训练！

### （一）有氧运动：燃烧脂肪的“小马达”

#### 1. 有氧运动是什么？

有氧运动，听起来好像很“高大上”，其实说白了，就是那些强度适中、能持续进行、让你呼吸加快、心跳加速的运动。比如，跑步、游泳、骑自行车、跳广场舞，甚至快速走路，都属于有氧运动。你就把它想象成身体里的一台“小马达”，一旦启动，就能持续消耗能量、燃烧脂肪！

#### 2. 它怎么帮咱们减肥降糖？

当你开始进行有氧运动，身体首先会将血液里的葡萄糖和肌肉里储存的糖原作为能量来源。随着运动时间的延长，身体就会“盯上”脂肪，开始分解脂肪来提供能量。另外，有氧运动能提高心肺功能，就像给你的心脏和肺做了一次“升级”，让它们更高效地工作。同时，它还能改善胰岛素抵抗，让胰岛素这把“钥匙”更好地发挥作用，帮助血糖进入细胞，降低血糖水平。

有研究表明，每周进行 150 min 以上的中等强度有氧运动，能有效降低糖尿病患者的体重和糖化血红蛋白水平。想象一下，每周抽出几个晚上，去公园散散步、跑跑步，就能让体重下降、血糖变稳定，是不是很划算？

### 3. 常见有氧运动“大比拼”

◎ 跑步

这是最常见的有氧运动之一。它方便易行，只要有双合适的运动鞋，找条平坦的路就能开始。不过，跑步对膝盖有一定的冲击力，“胖友”们可别一开始就猛跑，建议从慢跑与快走结合开始，逐渐增加强度。

◎ 游泳

堪称运动界的“全能选手”。水的浮力能减轻身体重量对关节的压力，特别适合体重较大的“糖友”，而且游泳时全身肌肉都能得到锻炼，消耗的热量也比跑步更多。如果您有关节问题，游泳绝对是个不错的选择。

◎ 骑自行车

无论是户外骑行还是室内动感单车，都能有效燃烧脂肪。骑行时，腿部肌肉持续发力，带动全身运动。同时，骑行的速度和强度可以根据自己的情况灵活调整，适合不同体能的人。

◎ 跳广场舞

这可是深受中老年人喜爱的运动！跟着欢快的音乐，扭扭腰、摆摆手，既能锻炼身体，又能结交朋友，心情也变得愉悦起来。广场舞的强度相对较低，更适合刚开始运动的“糖友”。

## （二）力量训练：增肌降糖的“秘密武器”

### 1. 别误会，力量训练不是“撸铁猛男”的专属

一提到力量训练，很多人脑海里就会浮现出肌肉发达的健身达人举着沉重哑铃的画面，觉得这和自己没什么关系。其实，力量训练可没那么“高冷”！它包括使用哑铃、杠铃、弹力带，甚至是利用自身体重进行的训练，如俯卧撑、仰卧起坐、深蹲等。这些训练能帮助我们增加肌肉量，而肌肉就像是身体里的“小太阳”，不仅能让你的身材更有型，还能在降糖减重上发挥大作用！

### 2. 肌肉多了，血糖为什么就稳了？

肌肉是身体里消耗能量的“大户”。即使你在休息的时候，肌肉也在默默地消耗热量。当你通过力量训练增加了肌肉量，身体的基础代谢率就会提高，也就是说，你每天就算躺着不动，消耗的热量也比以前多了。肌肉细胞就像一个个“小仓库”，能储存更多的葡萄糖。

当肌肉量增加，就能更好地帮助身体调节血糖，让血糖更稳定。

研究表明，进行规律的力量训练，能显著提高糖尿病患者的肌肉力量和胰岛素敏感性 。简单来说，多练肌肉，就相当于给身体增加了“降糖小帮手”，让血糖乖乖“听话”！

### 3. 适合“糖友”的力量训练动作

◎ 深蹲

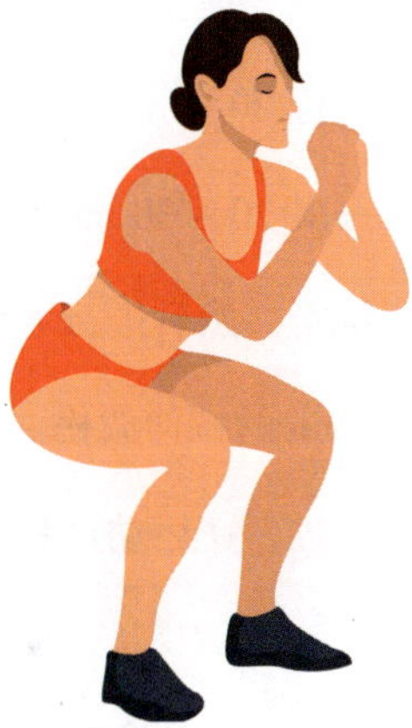

双脚与肩同宽站立，慢慢下蹲，就像要坐在身后的椅子上，注意膝盖不要超过脚尖。深蹲能锻炼腿部和臀部的大肌肉群，每组做 10 ~ 15 次，做 3 ~ 4 组。刚开始可以徒手练习，熟练后可以手持哑铃增加难度。

◎ 俯卧撑

对于力量较弱的“糖友”，可以从跪姿俯卧撑开始。双手撑地，膝盖着地，慢慢弯曲手臂，让胸部接近地面，然后再撑起身体。俯卧撑能锻炼上肢和胸部肌肉，每组 8 ~ 12 次，做 3 组。

◎ 弹力带训练

弹力带轻便又便宜，是很好的力量训练工具。你可以用弹力带做各种动作，如肩部拉伸、手臂弯举等。根据自己的力量选择阻力合适的弹力带，每个动作做 12 ~ 15 次，做 3 组。

## （三）“黄金搭档”出击，效果翻倍！

单独的有氧运动或力量训练都很厉害，但当它们组合在一起，就会产生“1 + 1 > 2”的神奇效果！有氧运动能快速燃烧脂肪，降低血糖；力量训练则增加肌肉量，提高基础代谢率，让身体变成“燃脂小熔炉”。

建议“糖友”们每周进行 150 min 以上的中等强度有氧运动，如每天进行 30 min 左右的快走或慢跑；同时，每周进行 2 ~ 3 次力量训练，每次 20 ~ 30 min。可以先进行 5 ~ 10 min 的热身运动，如活动关节、快走，然后进行力量训练，再接着做有氧运动，最后别忘了进行 5 ~10 min 的拉伸放松。

不过，在运动过程中一定要注意安全！运动前做好准备活动，选择合适的运动装备；运动时注意监测血糖，随身携带糖果，以防低血糖；运动后及时补充水分和营养。如果你有任何不适，如心慌、胸痛、头晕等，一定要立即停止运动，并及时就医。

“糖友”们，减肥和控制血糖就像一场漫长的“马拉松”，而有氧运动和力量训练这对“黄金搭档”就是你最好的“陪跑员”！只要坚持科学运动，合理饮食，相信你一定能战胜肥胖和糖尿病，拥抱健康快乐的生活！

## 二、给自己量身定制一份运动“作战计划”

亲爱的“糖友”们，咱们都知道运动是对抗肥胖和糖尿病的“秘密武器”。但很多人一提到运动就头大：“我该做什么运动？每天练多久？强度多大合适？”别慌！今天我这个营养科医生就为你量身定制一套运动“作战计划”，帮助你有效实现血糖控制和体重管理目标！

### （一）知己知彼：先摸清自己的“战斗实力”

就像玩游戏要先了解角色属性一样，制订运动计划前，咱们得先搞清楚自己的身体状况。

#### 1. 健康评估

建议先去医院做个全面体检，重点关注血糖、血压、心肺功能和关节状况。这就好比给身体做个“系统检测”，看看有没有需要特别注意的问题。如果有严重的并发症或关节问题，运动计划可要谨慎制订。

#### 2. 体能测试：可以做几个简单测试

◎　快走测试

用正常速度快走 10 min，看看自己的呼吸和心率情况。

◎　深蹲测试

尝试做 10 个深蹲，感受腿部肌肉的反应。

◎　柔韧性测试

尝试弯腰摸脚尖，评估身体的柔韧性。

这些测试能帮你了解自己当前的运动能力，其重要性就像玩游戏时查看角色等级一样。你也可以通过运动软件，按照提示进行这些测试。

## （二）选择你的“战斗武器”：适合的运动项目

糖尿病合并肥胖患者选择运动项目就像挑选“武器”，要根据自己的“战斗风格”来。

### 1. 有氧运动：燃烧脂肪的“机关枪”

◎ 快走

这是最容易上手的“入门武器”，就像游戏里的初始装备。建议从每天 20 min 开始，保持 100~120 步 /min 的速度，循序渐进。

◎ 游泳

堪称“终极武器”，水的浮力能减轻关节压力，特别适合体重较大的朋友。游泳时全身都能得到锻炼，消耗热量也很可观。

◎ 骑自行车

无论是户外骑行还是室内动感单车，都是很好的选择。骑行强度可以灵活调节，就像给“武器”装上了“调节开关”。

### 2. 力量训练：增肌降糖的“魔法杖”

◎ 自重训练

俯卧撑、深蹲、平板支撑等都是很好的选择，不需要额外器械，随时随地都能进行，就像随身携带的“便携式武器”。

◎　器械训练

哑铃、弹力带等都是不错的“进阶装备”。建议从较轻的重量开始，每组 8 ~ 12 次，逐渐增加强度。

3. 其他选择

◎　太极拳

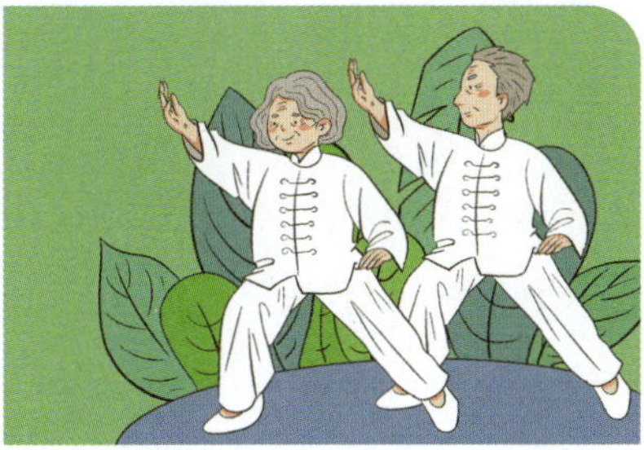

传统“养生武器”，动作舒缓，适合所有年龄段的人群，特别适合喜欢慢节奏的朋友。

◎　瑜伽

增强柔韧性的“辅助装备”，能帮助身心放松，缓解压力。

## （三）制订你的“作战时间表”

合理安排运动时间就像制订“作战计划”，要讲究策略。

1. 频率

建议每周运动 5 ~ 7 天，就像玩游戏时每天都要“打卡”一样。有氧运动可以每天进行，力量训练则建议隔天进行，以便给肌肉留出恢复时间。

2. 时长

◎　有氧运动

每次 30 min，循序渐进。建议从每次 15 ~ 20 min 开始，逐渐增加时长。

◎　力量训练

每次 20 ~ 30 min，包括热身、训练和放松。

### 3. 时间选择

餐后 1 ~ 2 h 是运动的黄金时间，既有助于控制血糖，又能避免低血糖。就像游戏里的“黄金刷怪时间”。如果选择早晨运动，建议先吃点小零食。避免空腹运动，防止低血糖发生。

## （四）调整你的“战斗强度”

运动强度要根据自己的情况调整，就像玩游戏时升级装备一样。

### 1. 心率监测

进行中等强度运动时，最大心率比例应该保持在 60% ~ 70%。可以用运动手环或心率表监测，就像给运动装上了“仪表盘”。

### 2. 自我感觉

运动时应该能正常说话，但不能唱歌。如果感觉气喘吁吁、难以坚持，说明强度过大；如果没有任何感觉，可能强度不够。

### 3. 循序渐进

刚开始运动时，要像游戏新手一样慢慢适应。可以按照“3–4–5”原则：

◎ 第 1 周

每天运动 30 min，每周 3 天。

◎ 第 2 ~ 3 周

每天运动 40 min，每周 4 天。

◎ 第 4 周起

每天运动 50 min，每周 5 天以上。

## （五）安全第一：做好“后勤保障”

就像玩游戏时要准备好补给品一样，运动时也要做好安全措施。

### 1. 装备准备

穿舒适的运动鞋和透气的运动服，就像给自己穿上“防护盔甲”；随身携带糖果和饮用水，以防低血糖。

### 2. 血糖监测

运动前、中、后都要监测血糖，其重要性就像玩游戏时随时查看生命值一样；如果血糖低于 5.6 mmol/L，建议先吃点东西再运动；如果血糖高于 16.7 mmol/L，建议暂时不要运动。

### 3. 应急处理

了解低血糖的症状和处理方法，就像掌握游戏里的急救技能一样；如果在运动过程中出现胸痛、头晕等不适症状，立即停止运动，并及时就医。

“糖友”们，制订运动计划就像打造专属的游戏攻略，只要坚持执行，一定会收获意想不到的效果！记住，健康是最珍贵的“游戏装备”，让我们一起动起来，打赢这场降糖减重的“攻坚战”！

## 三、运动前后测血糖，及时调整不慌乱

亲爱的“糖友”们，当我们穿上运动鞋、摩拳擦掌准备开启运动“副本”时，可别忘带上一件超重要的“装备”——血糖仪！运动前后测血糖，就好比给身体装上了“实时导航”，既能帮我们避开低血糖的“大坑”，又能防止血糖“飙车”失控。今天就跟着我这个营养科医生，把测血糖这件事弄明白，让运动降糖减重之路走得平稳顺畅！

### （一）为什么测血糖是运动的“必要任务”？

想象一下，你开着汽车去旅行，却没有导航，是不是分分钟迷路？测血糖就是咱们运动路上的导航系统！对于糖尿病患者来说，运动就像一把“双刃剑”：既能帮我们燃烧脂肪、降低血糖，也可能因为能量消耗过快，导致血糖像坐过山车一样忽上忽下。而血糖监测，就是提前发现路况的“天眼”，让我们能及时调整“行车路线”。

研究表明，约 40% 的糖尿病患者在运动中会出现低血糖，尤其是空腹运动或运动量过大时。还有部分“糖友”在高强度运动后，血糖反而会短暂升高。如果不提前监测，轻则头晕心慌、影响运动体验，重则引发严重并发症，让辛苦制订的运动计划“翻车”！因此，运动前后测血糖，不是“选修课”，而是保命的“必修课”！

## （二）运动前测血糖：出发前先检查“油量”

运动前测血糖，就像开车前检查油箱，油不够要加油，油太多要“放一些”。

1. 血糖值达到多少时能安全出发？

◎ 安全区间

建议运动前将血糖值控制在 5.6 ~ 13.9 mmol/L 。这个数值区间就像游戏里的“安全区”，当血糖值在这个范围内时进行运动，既不用担心发生低血糖，也不容易引发高血糖。

◎ 血糖值过低（＜ 5.6 mmol/L）

此时身体“油量不足”，直接运动就像开着快没油的车爬坡，分分钟抛锚！这时候赶紧吃颗糖、喝杯果汁，等血糖升到安全值再出发。记住，运动前补充 15 ~ 20 g 碳水化合物，能有效预防低血糖 。

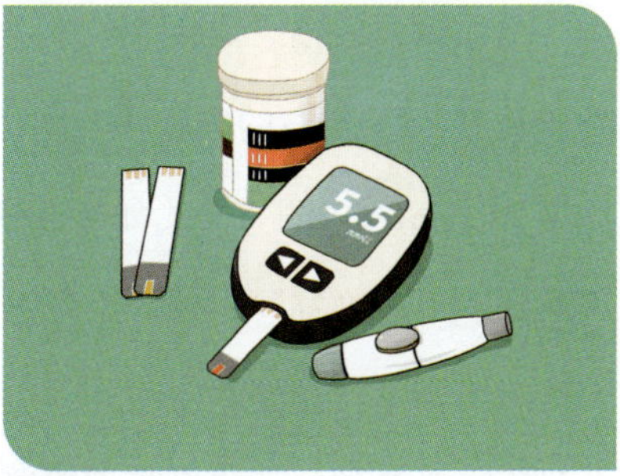


◎ 血糖值过高（＞ 13.9 mmol/L）

血糖爆表时，身体处于“高负荷运转”状态，强行运动就像让发烧的电脑继续超频，可能会引发酮症酸中毒！这种情况建议先休息，通过饮食和药物降糖，等血糖降下来再运动。

2. 特殊情况要注意

◎ 空腹运动

有些“糖友”喜欢晨练，但空腹时血糖值过低（＜ 5.6 mmol/L），一定要先吃点小零食，如半根香蕉或一片全麦面包。切勿空腹硬撑，否则低血糖可能让你“败下阵来”！

◎ 胰岛素使用者

如果刚打完胰岛素，别急着运动！胰岛素就像“降糖加速器”，会让血糖下降更快。建议在注射后 1 ~ 2 h、药效高峰期过去后再运动。

## （三）运动中测血糖：给身体“实时报站”

在运动过程中，血糖就像调皮的小精灵，随时可能“玩失踪”或“搞突袭”。尤其是当持续运动超过 30 min，或者进行高强度训练时，每 15 ~ 20 min 测一次血糖，就像给身体“实时报站”。

### 1. 发现血糖下降怎么办？

当血糖仪发出“滴滴”警报，血糖值低于 5.6 mmol/L 时，别犹豫！赶紧补充 15 g 左右的碳水化合物，如 3 ~ 4 块葡萄糖片、半杯果汁。休息 15 min 后再测一次，如果血糖还没回升，继续补充。记住，“宁可早补、不可晚补”，别等头晕眼花才想起找糖吃！

### 2. 血糖不降反升？

在少数情况下，高强度运动（如快跑、跳绳）会刺激身体分泌肾上腺素，导致血糖短暂升高。这时候别慌！先停止剧烈运动，改为散步等低强度活动，等身体适应后再继续运动。如果血糖持续飙升，建议尽快就医调整治疗方案。

## （四）运动后测血糖：验收“战斗成果”

运动结束后，测血糖就像打完游戏查看通关奖励，既能看到运动降糖的效果，还能预防“低血糖刺客”的偷袭。

### 1. 运动后血糖的“隐藏陷阱”

很多“糖友”以为运动完血糖降下来就万事大吉，却不知“危险”可能在1 ~ 2 h后悄悄来临！这是因为运动后身体还在持续消耗能量，胰岛素敏感性也会增强，导致血糖像“温水煮青蛙”一样慢慢降低。因此，运动后1 ~ 2 h内，一定要再测一次血糖！如果血糖值低于5.6 mmol/L，赶紧吃点东西“回血”。

### 2. 长期监测的意义

坚持记录每次运动前后的血糖值，就像写一本“身体日志”。通过对比数据，我们能发现不同运动类型、时长对血糖的影响：比如，跑步30 min能降多少血糖？力量训练后的血糖是升是降？这些“大数据”能帮我们优化运动计划，让降糖效果事半功倍！

## （五）测血糖的“避坑指南”

### 1. 血糖仪要“靠谱”

选择正规品牌，定期校准，别让“山寨导航”带偏路！

2. 采血有技巧

手指消毒后自然晾干，采血时从指根向指尖方向轻推，避免过度挤压导致组织液稀释血液，影响检测结果。

3. 记录数据

用手机应用程序（application, App）或小本本记下每次血糖值、运动内容和运动时间，方便复诊时给医生参考。

## （六）这些情况千万“别动”！避免运动的“红灯时刻”

运动虽好，但不是任何时候都适合进行。就像游戏对战时要把握时机一样，遇到特殊情况时也需暂缓运动！以下几种情况时，一定要按下运动的“暂停键”：

1. 血糖“爆表”或“见底”

当空腹血糖值＞16.7 mmol/L，或血糖值＜3.9 mmol/L 时，身体已经亮起了“危险警报”。血糖过高时运动可能诱发酮症酸中毒，血糖过低则容易导致低血糖昏迷，此时赶紧休息，先把血糖值调整到安全范围。

2. 急性并发症发作

比如，出现酮症酸中毒、高渗高血糖状态，或是严重的感染、发热等情况，这时候身体就像“着火的房子”，运动只会“火上浇油”。必须等病情稳定后，再在医生的指导下恢复运动。

3. 身体“拉响警报”

运动前如果出现胸痛、呼吸困难、头晕目眩、足部溃疡等症状，说明身体正在“抗议”。此时强行运动可能加重病情，一定要先就医排查风险。

4. 严重的心血管问题

如果存在不稳定心绞痛、未控制的高血压（血压 > 180/110 mmHg）、近期发生过心肌梗死等情况，剧烈运动就像给心脏“上刑”。务必先治疗心血管疾病，等医生评估安全后再逐步恢复运动。

5. 眼底“亮红灯”

糖尿病合并严重视网膜病变的患者，剧烈运动可能导致视网膜脱离。此类患者应避免憋气、低头、剧烈晃动头部的动作，建议选择散步、太极拳等低强度运动，防止眼健康出问题。

6. 大量饮酒后

酒精会干扰血糖调节，此时运动就像“蒙眼开车”，血糖可能突然“暴跌”或“暴涨”。喝完酒就好好休息，等酒精代谢完

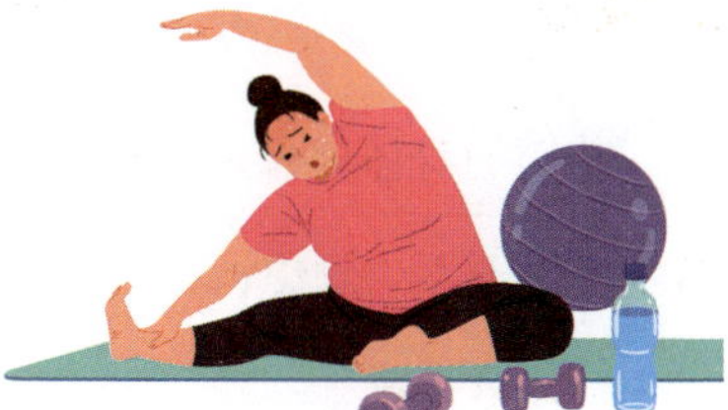

再运动才是明智之举。

“糖友”们，测血糖虽然麻烦，但掌握了这套“导航秘籍”，运动就不再是冒险，而是一场稳赢的“闯关游戏”！记住：每一次指尖的刺痛，都是为了换来更自由的生活。让我们带着血糖仪，快乐运动，健康降糖！

## 四、运动时悠着点，可别受伤啦！

亲爱的“糖友”们，当我们终于下定决心开启运动减重之旅时，就像勇士准备踏上冒险征程！但先别急着冲锋陷阵，运动可不是“越拼越赢”的莽夫游戏。对于糖尿病合并肥胖患者来说，稍有不慎就可能从“燃脂战场”掉进“受伤陷阱”。今天就跟着我这个营养科医生，解锁运动安全的正确姿势，把减肥变成一场轻松又安全的“快乐副本”！

### （一）糖尿病“胖友”的身体：需要特殊保护的“限定皮肤”

咱们的身体就像一台精密的“健康小电脑”，但糖尿病和肥胖会给系统埋下不少隐患：

#### 1. 血管系统

长期高血糖就像“腐蚀剂”，悄悄损伤血管内壁，让血管变得又脆又硬，一不小心磕着碰着就容易出血或淤青。

2. 神经系统

糖尿病性神经病变就像“信号干扰器”，可能导致手脚麻木、感觉迟钝，连鞋带松了都察觉不到，增加崴脚风险。

3. 关节负担

体重每增加 1 kg，膝盖就要多承受 3~6 倍压力！肥胖的“糖友”们，你们的关节每天都在默默承受“超载运行”的痛苦。

4. 伤口愈合

血糖控制不佳时，身体的“修复系统”会陷入瘫痪。一个小擦伤可能就变成难以愈合的“顽固伤口”，甚至引发感染。

这些特点决定了我们在运动时必须像呵护“限定皮肤”一样小心谨慎，千万别让运动变成“身体刺客”！

## （二）运动装备：打造专属的“安全护甲”

工欲善其事，必先利其器！合适的装备就像游戏里的顶级护甲，能帮我们挡住 80% 的伤害：

1. 运动鞋的“黄金法则”

选鞋就像给脚找“移动城堡”，要够宽松、有弹性，鞋底防滑。糖尿病患者的脚就像“敏感肌”，鞋子太紧会磨出水泡，太硬又容易伤关节。推荐选择带气垫的运动鞋，它能像“减震器”一样缓冲地面冲击力；糖尿病专用鞋还会将鞋头加宽，其内衬柔软，简直是为“糖友”量身定制的“脚保镖”。

2. 袜子的“隐形防护”

别小看袜子！纯棉、透气、无接缝的袜子就像“第二层皮肤”，能减少摩擦，防止脚趾磨破。千万别穿尼龙材质的袜子，这种袜子透气性差，出汗后容易滋生细菌。

3. 其他“保命装备”

◎　运动护具

膝盖不好的朋友戴上护膝，就像给关节加了“防护罩”；平衡差的人可以拄个手杖，秒变行走的“安全卫士”。

◎　身份卡

随身携带写有姓名、病史、紧急联系人的卡片，万一发生意外，这就是你的“救命信号弹”！

## （三）这些运动”雷区”，千万绕道走！

运动项目就像游戏关卡，选错了分分钟触发“受伤剧情”。这几种运动，“糖友”们请直接拉入“黑名单”：

1. 高冲击力的“危险关卡”

跳绳、跳远、快跑等剧烈跳跃运动，对膝盖和脚踝来说就是“噩梦”。

想象一下，肥胖的身体每次落地都像小炸弹爆炸，关节根本扛不住！建议切换成游泳、骑自行车等“低冲击模式”，水的浮力和车轮的滚动能完美化解冲击力。

2. 长时间的“耐力陷阱”

马拉松、超长距离骑行这类超长时间运动，容易导致脱水、低血糖和关节劳损。咱们的身体不是永动机，过度消耗只会导致“系统崩溃”。把运动拆分成多个“小关卡”，比如，每次运动 30 min，中间休息 5 min，既能保持燃脂效果，又能防止疲劳。

3. 需要“屏息发力”的项目

举重、拔河这类运动是需要屏住呼吸、突然用力的，它们会使血压瞬间升高，对心血管系统造成巨大压力。选择弹力带训练、瑜伽等发力强度低的项目，既能锻炼肌肉，又能保证安全。

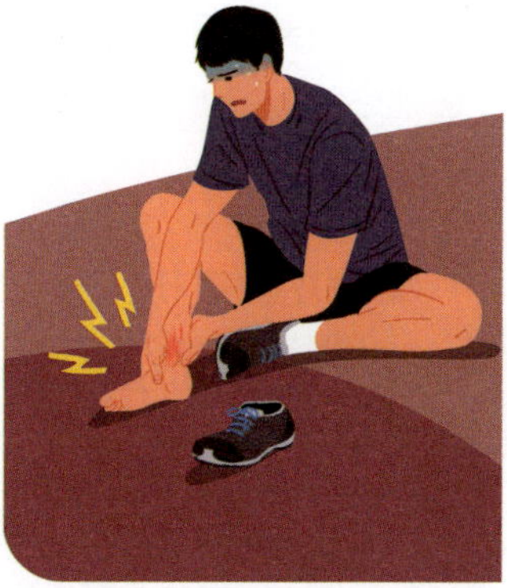

4. 高温“危险副本”

高温瑜伽、桑拿房运动等场景，会加速身体脱水，还可能导致中暑。糖尿病患者的体温调节功能本就较弱，高温就像给身体“火上浇油”。选择清晨或傍晚运动，避开正午的“魔鬼时段”，做好防晒和补水工作。

## （四）运动中的“危险信号”：这些预警必须“秒处理”！

运动时，身体就像在发送“摩尔斯电码”，出现这些信号要立刻按下“暂停键”：

### 1. 疼痛警报

关节、肌肉、胸部等部位出现持续疼痛，别硬撑！这是身体在大喊“救命”，继续运动可能造成永久性损伤。

### 2. 头晕心慌

突然头晕目眩、心跳加速，可能是低血糖或心血管问题。赶紧坐下休息，测血糖，补充含糖食物。

### 3. 伤口预警

发现皮肤擦伤、水疱等创面时，立即清洁消毒，避免感染。糖尿病患者的伤口愈合速度比普通人慢 3 倍，小伤不重视可能酿成大祸！

### 4. 异常出汗

出冷汗、全身湿透时，可能是低血糖或心脏问题引起的。随身携带糖果和温水，及时补充能量。

## （五）科学运动姿势：像打怪升级一样稳步进阶

运动要像玩游戏时升级一样循序渐进，掌握这几个“通关秘籍”：

### 1. 热身与放松：保证运动安全的必要环节

运动前花 5 ~ 10 min 活动关节、拉伸肌肉，就像给身体“热机”，能减少运动损伤。运动后做 10 min 静态拉伸动作，帮助肌肉放松，防止第二天“浑身酸痛”。

### 2. 控制强度：别当“拼命三郎”

运动强度以微微出汗、能正常说话为宜，别追求“累到瘫倒”的效果。采用“最大心率 = 220 – 年龄”的公式计算最大心率，运动时最大心率应保持在 60% ~ 70%。

### 3. 频率安排：细水长流才是真

每周运动 5 ~ 7 天，每天 30 min，比集中一天猛练 3 h 效果更好。就像玩游戏每日签到，坚持才是胜利！

“糖友”们，运动减重是场持久战，安全才是最大的胜利！记住，我们的目标不是当运动健将，而是在健康的前提下慢慢变瘦。跟着这份“防坑指南”，让每一次运动都变成对身体的温柔呵护，咱们一起健康快乐地瘦下来！

# 打卡手账

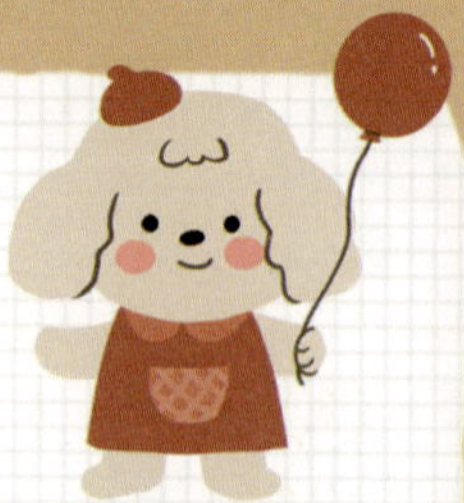

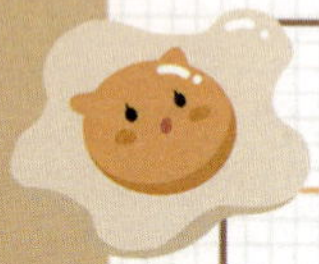

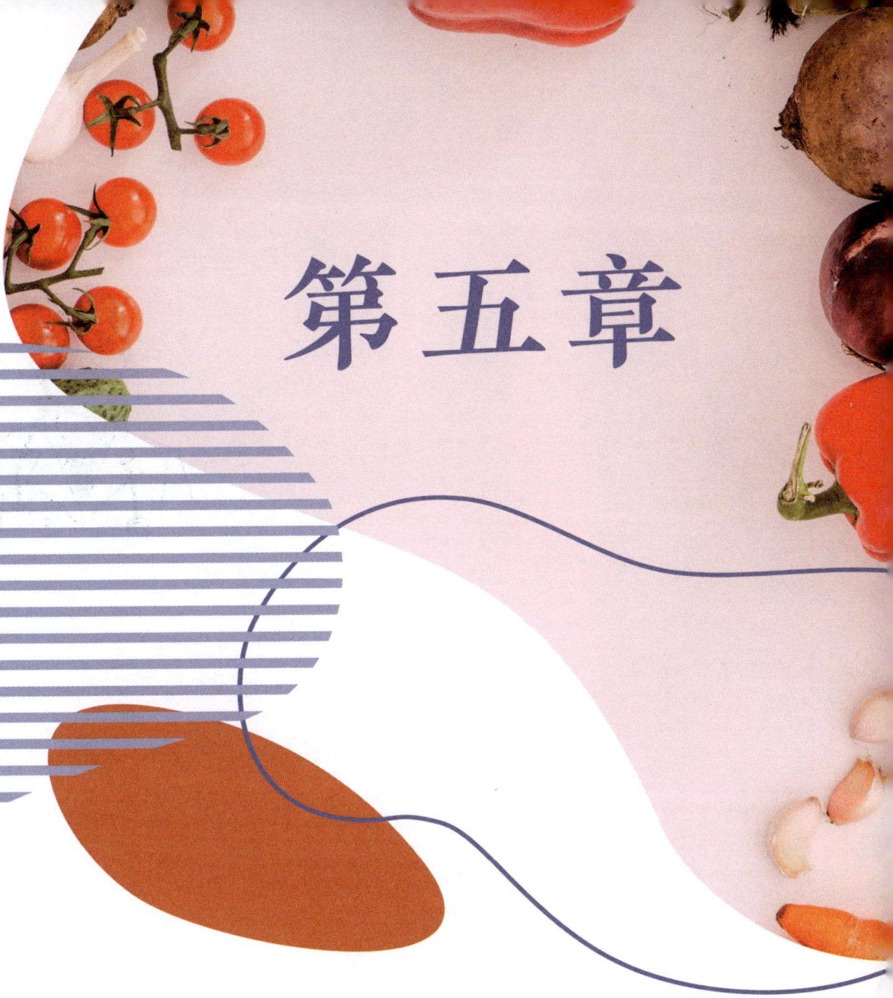

# 第五章

## 这些生活习惯，默默帮你“甩肉”！

压力虽然强大，但只要掌握科学方法，就能把它变成减肥路上的“垫脚石”！记住，减肥不是一场“拼命冲刺”，而是一场“智慧修行”。学会和压力和解，照顾好自己的身心，才能健康、快乐地瘦下来！

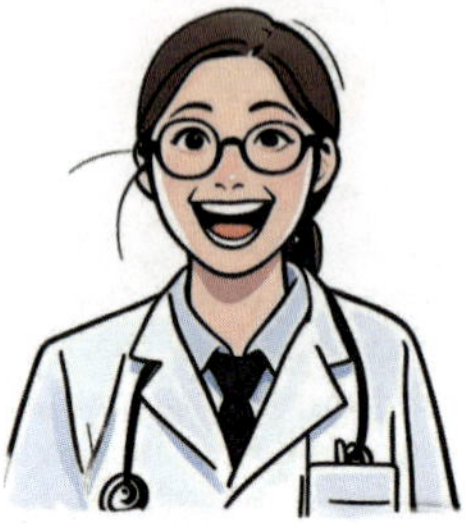

本章阅读约需 11 min。

## 一、睡个好觉，减肥就像装了“加速器”

亲爱的“糖友”们，当你还在为减肥苦苦挣扎，疯狂计算卡路里、咬牙坚持运动时，有没有想过，其实有一种“躺赢”的减肥秘诀？答案就藏在每天都要做的事里——睡觉！别小瞧这闭眼躺平的几个小时，睡个好觉，就像给减肥之路装了“加速器”，还能顺带驯服血糖这头“小怪兽”。今天，咱们就来聊聊睡眠和减肥、控糖之间的神奇关系！

### （一）睡眠不足：减肥路上的“隐形绊脚石”

很多人以为减肥只靠“管住嘴，迈开腿”，却不知道睡眠不足正在偷偷“拖后腿”！把身体想象成一个精密的“减肥工厂”，睡眠就是让工厂高效运转的“超级燃料”。睡眠不足时，这个工厂就会陷入混乱：

1. 激素“叛变”

睡眠不足会让身体里的胃饥饿素（ghrelin）疯狂飙升，就像有个小恶魔在耳边念叨“快吃！快吃！”同时，瘦素（leptin）却大幅下降，导致明明刚吃饱，还总觉得没吃够。研究显示，连续一周睡眠不足5 h的人，食欲会比睡眠正常者增加30%！

2. 代谢“罢工”

身体的代谢系统就像一台“燃脂发动机”，而睡眠是关键的“点火器”。睡眠不足会使代谢速度降低，肌肉合成减少，脂肪分解变慢。

3. 血糖“暴走”

睡眠不足会干扰胰岛素的正常工作，让细胞对胰岛素变得不敏感，血糖就像脱缰的野马，一路飙升。长期睡眠不足的糖尿病患者，其糖化血红蛋白水平会明显升高，控制血糖变得难上加难！

更“扎心”的是，熬夜还会让人更偏爱高糖、高脂肪的“快乐食物”，减肥计划分分钟“翻车”！

## （二）睡好觉：减肥事半功倍的科学原理

睡个好觉，相当于给身体按下“减肥加速键”，其背后的原理超硬核：

1. 调节激素平衡

优质睡眠能让胃饥饿素和瘦素恢复正常，就像给食欲装上了“刹车系统”。晚上如果睡够 7 ~ 8 h，第二天面对美食的诱惑时，你会发现自己突然有了“定力”！

2. 提升代谢效率

睡眠时，身体会分泌生长激素，帮助修复肌肉、提高基础代谢率。肌肉量增加了，身体就像升级了“燃脂引擎”，哪怕躺着不动，消耗的热量也比别人多!

3. 稳定血糖水平

充足的睡眠能改善胰岛素敏感性，让血糖乖乖进入细胞“工作”，而不是在血液里“闲逛”。研究表明，睡眠充足的糖尿病患者，其血糖波动幅度更小，控糖更轻松 。

4. 减少压力，避免“情绪性进食”

睡眠不足会让压力激素（皮质醇）升高，人更容易焦虑、烦躁，进而通过吃东西来缓解情绪。而睡个好觉，就像给心灵做了一次“大扫除”，帮你告别“压力肥”！

## （三）“糖友”专属：睡个好觉的“通关秘籍”

想要解锁睡眠这个“减肥外挂”，试试这些实用小妙招：

### 1. 打造“黄金睡眠环境”

◎ 卧室布置

把卧室变成“睡眠充电站”，保持黑暗、安静、凉爽。可以用遮光窗帘、耳塞、白噪声机，隔绝外界干扰；空调温度设置在20~22℃，被窝温度保持在32℃左右，让身体处于最舒适的状态。

◎ 床上用品

选透气的纯棉床单、软硬适中的床垫，就像给身体铺了一层“云朵”。糖尿病患者皮肤敏感，更要避免粗糙材质刺激皮肤。

### 2. 养成规律的“睡眠生物钟”

◎ 固定作息

每天尽量在同一时间上床睡觉、起床，哪怕是周末也别“放飞自我”。就像给身体设定了“闹钟程序”，时间久了，到睡觉时间自然会困。

◎ 睡前仪式感

睡前 1 h 放下手机、电脑，用温水泡脚、听舒缓音乐、阅读纸质书，帮助身体从“兴奋模式”切换到“睡眠模式”。

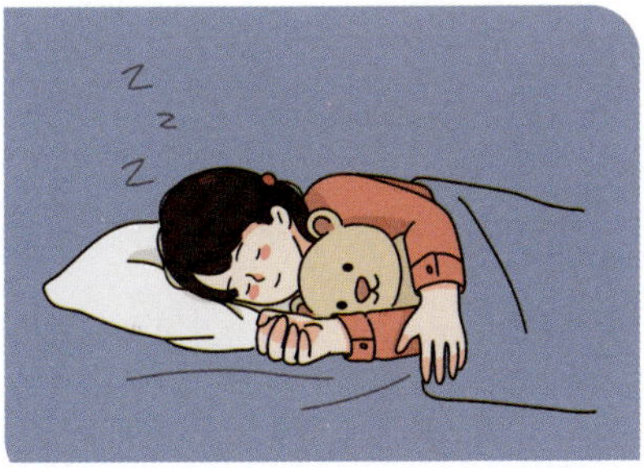

### 3. 避开影响睡眠的“大坑”

◎ 饮食禁忌

晚餐别吃太饱、太晚，避免辛辣、油腻食物；睡前 4 h 不喝咖啡、浓茶，不然咖啡因会像“小恶魔”一样让你兴奋到天亮。

◎ 运动时间

虽然运动有助于睡眠，但别在睡前 2 h 内剧烈运动。可以选择散步、瑜伽等低强度运动，给身体留出缓冲时间。

◎ 情绪管理

睡前别想工作、生活中的烦心事，试试冥想、深呼吸，把大脑里的“杂乱文件”清空。情绪平稳了，睡眠质量自然上升！

### 4. 特殊情况的应对方式

◎ 夜间低血糖

糖尿病患者睡前的血糖值如果低于 5.6 mmol/L，记得吃点小零食（如 1 片全麦面包、半杯牛奶），避免夜间低血糖影响睡眠。

◎ 尿频问题

睡前 1 h 减少喝水量，避免频繁起夜。如果夜尿过多，可能是血糖控制不佳或肾脏问题引起的，要及时就医调整治疗方案。

“糖友”们，睡觉不是在“浪费时间”，而是在给减肥和控糖“蓄能”！从今天开始，早点放下手机，钻进被窝，睡个好觉。相信不久后，你会惊喜地发现：体重悄悄下降了，血糖更稳定了，整个人也精神饱满！记住，减肥不一定要"虐"自己，聪明地睡觉，也能轻松收获显著效果！

## （四）戒烟限酒：给减肥"开绿灯"

亲爱的"糖友"们，当你在健身房挥汗如雨，认真计算每一口饭菜的热量时，有没有想过，手中的香烟、杯中的美酒，正像两个"潜伏的卧底"，悄悄破坏你的减肥大计？戒烟限酒，可不是老生常谈的口号，而是给减重之路扫清障碍的"关键道具"！今天咱们就来扒一扒，烟酒是如何在背后"搞破坏"的，以及如何才能让它们"缴械投降"。

### 1. 香烟：藏在云雾里的"减肥杀手"

"吞云吐雾"看似潇洒，实则是在给身体"埋雷"。香烟里的尼古丁、焦油等几百种有害物质，就像一群"捣乱分子"，从多个维度阻碍减肥进程：

◎ 代谢系统"瘫痪"

尼古丁会刺激交感神经，让身体误以为进入"紧急状态"，开启"省电模式"，基础代谢率直线下降。这就好比给身体的"燃脂发动机"加了劣质汽油，不仅动力不足，效率还会越来越低。研究表明，吸烟者的基础代谢率比非吸烟者低 3% ~ 5%，相当于每天少消耗的热量，能多吃半个苹果!

◎ 食欲反馈机制“失灵”

很多人觉得“抽烟能抑制食欲”，这其实是尼古丁在“耍心眼”！它会干扰大脑中的神经递质（如多巴胺、血清素），让你暂时感觉不到饥饿，但同时也破坏了正常的食欲反馈机制。一旦戒烟，被压抑的食欲就会“报复性反弹”，加上基础代谢率的降低，反而更容易长胖。更糟糕的是，尼古丁还会让人偏爱高糖、高脂肪食物，不知不觉吃下更多热量“炸弹”！

◎ 运动能力“打折”

香烟中的一氧化碳会降低血液携带氧气的能力，让你在运动时更容易气喘吁吁、疲劳不堪。就像背着沙袋跑步，别说减肥效果大打折扣，连运动积极性都会被消磨殆尽。长期吸烟还会损伤心肺功能，让有氧运动（如跑步、游泳）的效率大幅下降，减肥进度条自然“龟速前进”。

◎ 血糖“失控暴走”

对于糖尿病患者来说，吸烟更是“雪上加霜”。它会加剧胰岛素抵抗，让血糖像脱缰的野马一样难以控制；还会损伤血管内皮细胞，增加糖尿病并发症（如心脑血管疾病、糖尿病足）的风险。想象一下，你辛苦运动、严格控制饮食降下来的血糖，可能因为一根烟就前功尽弃!

### 2. 酒精：披着“快乐水”外衣的“热量刺客”

小酌怡情？错！酒精才是减肥路上的“甜蜜陷阱”！一杯下肚，看似轻松惬意，实则是在给身体输送大量“隐形热量”：

◎ 热量超标“炸弹”

酒精本身就是“液体面包”，每 1 g 酒精能提供 7 kcal 热量，仅次于脂肪（9 kcal/g）。一瓶 500 mL 的啤酒能提供的热量约为 180 kcal，相当于吃了半碗米饭；一杯红酒能提供的热量约为 120 kcal，抵得上一个苹果。更可怕的是，酒精会降低人的自控力，让你在聚餐时不知不觉吃下更多高热量食物，堪称“热量放大器”！

◎ 代谢“短路”

酒精进入人体后，会被优先代谢，其他营养物质（如脂肪、碳水化合物）只能“排队等待”。这就导致脂肪无法及时分解，只能在体内堆积。同时，酒精还会抑制肝脏的脂肪代谢功能，让脂肪更容易在肝脏堆积，引发脂肪肝。研究表明，长期饮酒者的腹部肥胖风险比不饮酒者高 2~3 倍！

◎ 血糖“坐过山车”

酒精对血糖的影响就像“坐过山车”：饮酒初期，可能会引起低血糖，让人误以为“血糖降低”；但随后，肝脏在分解酒精时会减少葡萄糖的输出，导致血糖反弹性升高。对于糖尿病患者来说，这种血糖波动不仅增加控糖难度，还可能诱发严重并发症。

◎ 睡眠质量“崩塌”

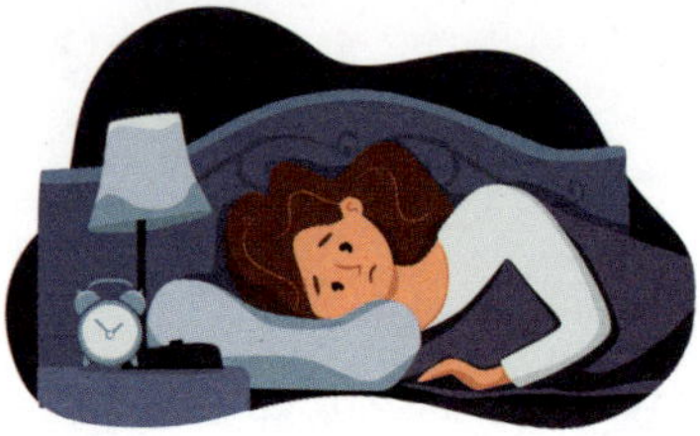

虽然很多人认为“喝点酒能助眠”，但实际上酒精会干扰深度睡眠，让你越睡越累。缺乏高质量睡眠，会导致胃饥饿素升高、代谢降低，进一步阻碍减肥进程。就像游戏里的能量没补够，第二天只能拖着疲惫的身体继续“打怪”。

### 3. 戒烟限酒，给减肥扫清障碍的实操攻略

◎ 戒烟“闯关攻略”

• 替代疗法：想抽烟时，嚼口香糖、捏减压球，用健康行为替代对尼古丁的依赖；随身携带水果、坚果，用健康选择替代不良习惯。

• 避开诱惑：远离吸烟人群和吸烟场所，就像玩游戏时要避开“雷区”；手机设置戒烟倒计时，每坚持一天都是胜利！

• 药物辅助：如果单靠意志力实在困难，可在医生指导下使用尼古丁贴片、戒烟口香糖等辅助手段，就像给自己找个“闯关帮手”。

◎ 限酒“通关指南”

• 明确底线：给自己设定饮酒“红线”，男性每天纯酒精摄入量不超过 25 g（约 1 瓶啤酒），女性不超过 15 g；聚会时主动说“我开

车”“我在控糖”，拒绝对方劝酒。

• 替换饮品：用气泡水、无糖茶代替酒精饮料，既享受口感又减少热量；朋友聚餐时提议“以茶代酒”，既健康又不丢面子。

• 应对社交压力：提前和家人朋友沟通戒烟限酒的计划，争取得到支持；必要时“三十六计走为上”，减少不必要的酒局应酬。

◎ 健康习惯“养成计划”

• 培养新爱好：把戒烟限酒省下来的时间用来运动、阅读、听音乐，用健康的“快乐源泉”替代对烟酒的依赖。

• 记录变化：每天记录体重、血糖、饮食和心情，直观感受身体的积极变化，就像游戏里的“成就系统”，越坚持越有动力！

• 寻求帮助：加入戒烟限酒互助群，和“战友”们互相监督；定期找医生复诊，调整治疗方案，确保减肥和控糖两不误。

“糖友”们，戒烟限酒不是“自讨苦吃”，而是给健康和减肥按下“加速键”！每戒掉一根烟、少喝一杯酒，都是在为身体“充值能量”。别让烟酒成为你减肥路上的“绊脚石”，从今天开始，向它们“宣战”，解锁更轻盈、更健康的自己！

## 二、别让压力毁了你的减肥计划

亲爱的“糖友”们，当你在减肥路上奋力“打怪升级”，严格控制饮食、坚持运动时，有没有发现体重偶尔会“原地踏步”，甚至“逆风翻盘”？别急着否定自己！很可能是压力这个“隐形推手”在暗中作祟！它就像游戏里突然刷新的“隐藏关卡”，一不小心就会让你的减肥计划功亏一篑。今天，咱们就来扒一扒压力和减肥、控糖之间的关系，并解锁打败它的秘籍！

## （一）压力如何成为减肥路上的“拦路虎”？

生活中的压力就像一场“龙卷风”，从工作难题到家庭琐事，一旦被卷入，身体就会开启“应急模式”。而这个模式，恰恰是减肥和控糖的“头号大敌”！

### 1. 激素“叛变”：让你疯狂想吃高热量食物

压力大时，身体会分泌一种叫皮质醇的激素，这种激素堪称“饥饿召唤器”。它会直接攻击大脑中的“食欲控制中心”，让你疯狂想吃高糖、高脂肪、高盐的“快乐食物”，巧克力、炸鸡、奶茶瞬间变成“救命稻草”。研究显示，长期处于压力下的人，摄入的高热量食物比正常人多出 40%！更“扎心”的是，皮质醇还会精准“指挥”脂肪向腹部堆积，让你长出标志性的“压力肚”。

### 2. 代谢“罢工”：身体开启“省电模式”

若压力持续存在，身体会误以为进入“危机时刻”，自动开启“省电模式”，导致基础代谢率下降。这就好比给身体的代谢机能按下了“减速键”，哪怕你依然控制饮食、坚持运动，消耗的热量也会大打折扣。更糟糕的是，压力会干扰甲状腺激素的正常分泌，进一步降低代谢效率，让减肥变成“龟速前进”。

### 3. 血糖“坐过山车”：糖尿病患者的噩梦

对于“糖友”来说，压力简直是血糖的“捣乱鬼”！皮质醇会抑制胰岛素的作用，让细胞对胰岛素变得不敏感，导致血糖像“坐过山车”一样忽高忽低。想象一下，你好不容易通过饮食和运动把血糖稳住，一场突如其来的压力就可能让之前的努力前功尽弃，甚至诱发严重的并发症。

### 4. 睡眠质量“崩塌”：减肥黄金期被偷走

压力和睡眠是一对“难兄难弟”：压力越大，越容易失眠；睡眠质量越差，压力感越强。而睡眠不足会直接影响减肥效果，它会减少瘦素的分泌，同时升高胃饥饿素，让你第二天食欲大增；还会减少生长激素的分泌，阻碍肌肉修复和代谢提升。简单来说，睡眠不足的你不仅会吃得更多，消耗的能量还会更少，减肥计划自然就“泡汤”了。

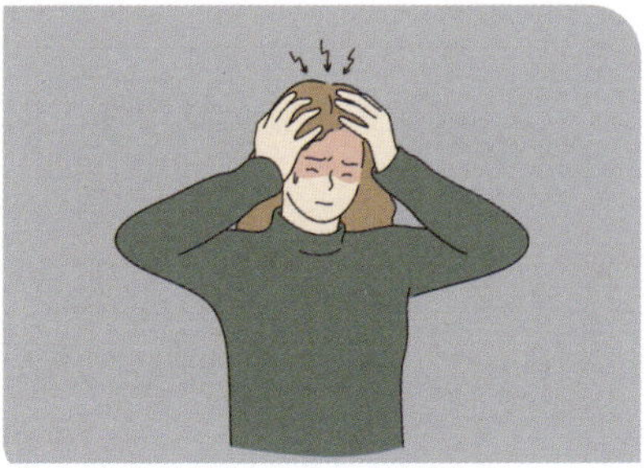

## （二）识别压力“信号”：别等身体“响起警报”才重视！

压力就像“隐形刺客”，常常在不知不觉中偷袭。学会识别这些“危险信号”，才能及时做好“防御”：

### 1. 情绪波动

突然变得焦虑、烦躁、易怒，或对任何事都提不起兴趣。

### 2. 暴饮暴食

明明不饿，却控制不住想吃高热量食物，甚至表现出“情绪性进食”的行为。

### 3. 身体疲惫

总感觉累，哪怕睡够 8 h 也无法恢复精力。

### 4. 睡眠障碍

入睡困难、多梦易醒，或在凌晨醒了以后便无法再入睡。

### 5. 血糖失控

没有改变饮食和运动习惯，但血糖突然开始剧烈波动 。

## （三）告别“压力肥”

别担心！压力虽然难缠，但咱们也有“制胜法宝”。掌握这些技巧，就能把压力变成减肥路上的“经验包”！

### 1. 饮食“解压术”：吃对食物，赶走坏情绪

◎ B 族维生素

全麦面包、燕麦、香蕉等富含 B 族维生素的食物能帮助合成血清素（快乐激素），缓解焦虑。

◎ Omega–3 脂肪酸

深海鱼、奇亚籽、核桃中的 Omega–3 脂肪酸可以对抗炎症，减轻压力对身体的伤害。

◎ 色氨酸

牛奶、豆腐、鸡蛋中的色氨酸是血清素的“原料”，睡前喝一杯温牛奶，助眠又解压。

◎ 避开“压力陷阱”

少吃高糖、高油、高盐食物，它们会让血糖快速波动，加重焦虑感；减少咖啡因的摄入，避免让本就紧张的神经“雪上加霜”。

### 2. 运动“解压操”：动出好心情，燃烧卡路里

◎ 有氧运动

跑步、游泳、跳操能促进多巴胺分泌，让你运动后“自带好心情滤镜”。建议每周进行 150 min 的中等强度有氧运动，把压力随汗水一起排出！

◎ 正念运动

瑜伽、太极拳、八段锦等注重呼吸和冥想的运动，能帮助你专注当下，平静身心。就像给大脑按下“重启键”，压力瞬间清零！

◎ 碎片化运动

没时间健身？利用碎片时间拉伸、爬楼梯、快走，哪怕 10 min 也能有效缓解紧张情绪。

### 3. 睡眠“充电法”：睡个好觉，重启身心

◎ 规律作息

每天在固定时间上床睡觉、起床，哪怕周末也不熬夜，帮助身体建立“睡眠生物钟”。

◎ 打造睡前仪式

睡前 1 h 调暗灯光、放下手机，用温水泡脚、听舒缓音乐，告诉身体“该休息啦”。

◎ 营造睡眠环境

保持卧室黑暗、安静、凉爽，选择舒适的床垫和枕头，把卧室变成“解压舱”。

### 4. 心理“防御盾”：学会和压力“和平共处”

◎ 正念冥想

每天花 10 ~ 15 min 专注于呼吸，觉察自己的情绪和身体感受，

不评判、不抗拒，让压力自然消散。

◎ 倾诉减压

和家人朋友倾诉烦恼，或加入兴趣小组，别让压力“憋”在心里。

◎ 时间管理

把任务按优先级排序，学会说“不”，避免过度承担压力。就像玩游戏时“合理分配技能点”一样，如此才能轻松通关！

# 打卡手账

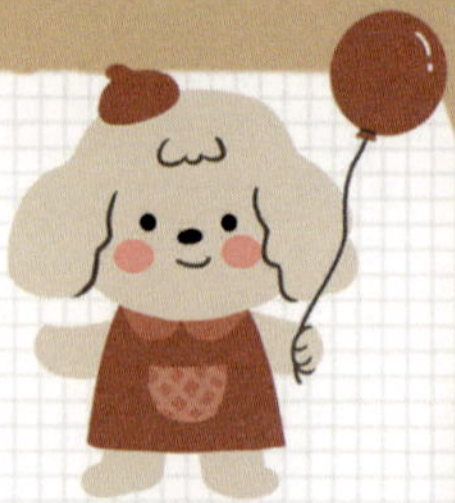

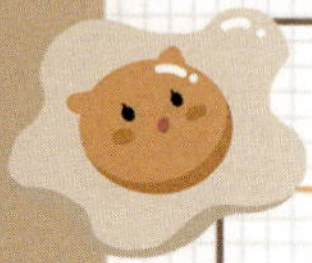

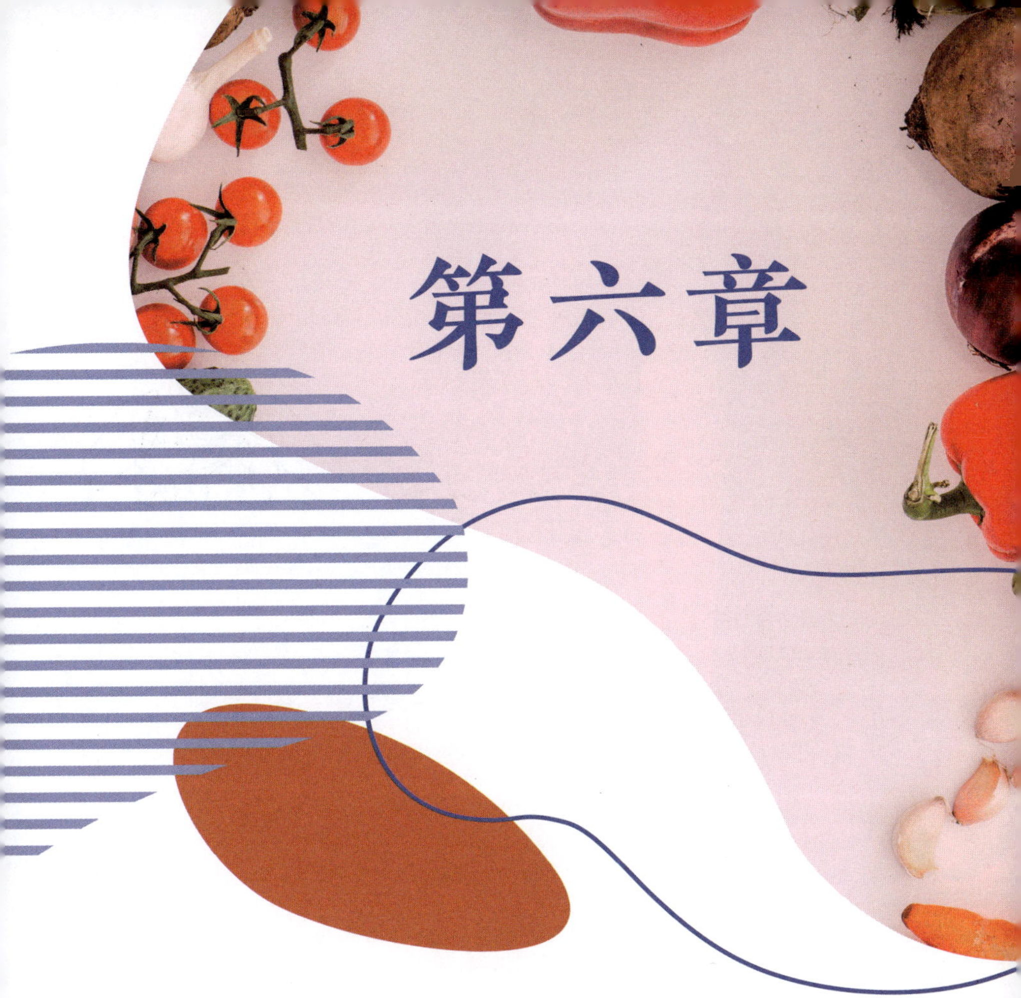

# 第六章

## 心态好，减肥路上没烦恼！

减肥是场持久战，比速度更重要的是坚持和智慧。用科学的方法调整计划，用乐观的心态迎接挑战，你终会突破瓶颈，收获更健康、更轻盈的自己！

本章阅读约需 14 min。

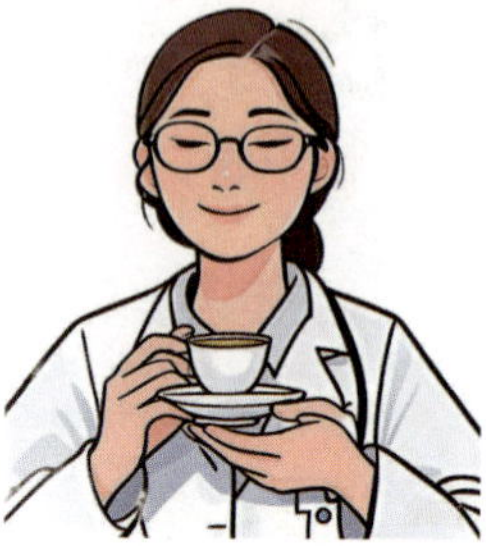

## 一、减肥时心情为啥像“坐过山车”？

亲爱的“糖友”们，当你踏上减肥之旅，是不是经常前一秒还因体重下降 1 斤而狂喜，下一秒就因反弹半斤陷入低落？刚发誓要严格控糖，看到美食又瞬间“破防”？别慌！减肥时的心情就像“坐过山车”，可不是你意志力薄弱，而是身体和大脑在疯狂“搞事情”！今天就带大家揭秘这场情绪大戏背后的科学真相，顺便支几招，让心情稳如泰山！

### （一）减肥期情绪“失控”的四大幕后黑手

#### 1. 激素失衡：让你食欲失控

◎ 胃饥饿素 vs 瘦素：永不停歇的“战争”

减肥时，身体里的胃饥饿素就像个“贪吃小恶魔”，疯狂分泌并提醒你“快吃！不然要饿死了！”而负责传递饱腹感的瘦素，却因热量限制“消极怠工”。这一增一减，直接导致你满脑子都是炸鸡、奶茶，情绪也跟着暴躁，毕竟谁能克服被“饿魔”支配的恐惧？

◎ 多巴胺“陷阱”

大脑里的多巴胺堪称“快乐指挥官”，但它也有“小心机”！当你用美食犒劳自己时，多巴胺开始疯狂分泌，带来短暂的愉悦感；可一旦停止进食，它就迅速“撤退”，带来空虚感。这种“愉悦—空虚”循环，让你越吃越上瘾，越吃越焦虑。

◎ 血清素“罢工”

血清素被称为“情绪稳定剂”，但它常常在减肥期“罢工”！研究表明，限制碳水化合物的摄入会降低血清素的合成，导致情绪低落、注意力下降，甚至引发抑郁倾向。这就是为啥你明明没失恋，却总觉得沮丧。

### 2. 血糖“蹦迪”：让情绪“坐上过山车”

糖尿病患者的血糖本就像个“调皮的孩子”，到了减肥期，这种“调皮”更是变本加厉！

◎ 低血糖“偷袭”

过度节食或运动后，血糖突然“暴跌”，你会瞬间心慌手抖、头晕易怒，情绪直接“爆发”。

◎ 高血糖“暴击”

偶尔破戒吃顿大餐，血糖又会像火箭般飙升，不仅加重身体负担，还会引发愧疚、自责等负面情绪。这种剧烈的血糖波动，就像在情绪开关上反复横跳，谁能不崩溃？

#### 3. 社会压力“暴击”：减肥成了“社交修罗场”

朋友圈里别人的“减肥逆袭照”，聚餐时的“劝吃攻势”，家人的“善意催促”，等等。这些无形的压力，让减肥从“个人战斗”升级为“社会修罗场”。你可能会陷入“越在意越焦虑，越焦虑越失控”的恶性循环，心情自然像“坐过山车”般跌宕起伏。

#### 4. 身体适应“阵痛”：减肥的“磨合期”太煎熬

刚开始减肥时，身体会开启“抗议模式”：

◎ 代谢“踩刹车”

突然减少热量的摄入，身体会误以为遭遇饥荒，自动降低代谢率，导致体重停滞。这种“努力却没回报”的挫败感，分分钟让人“破防”。

◎ 运动“酸爽”

长期不运动的人突然锻炼，浑身酸痛堪比“被毒打”，再加上短期内看不到效果，很容易让人陷入自我怀疑：“我是不是根本不适合减肥？”

## （二）稳住心态的“情绪急救包”

#### 1. 科学饮食：给情绪“充个电”

◎ 别让大脑“饿昏头”

减肥≠挨饿！每天摄入足够的优质蛋白质（如鸡蛋、鱼虾）、膳食纤维（蔬菜、杂粮）和健康脂肪（坚果、牛油果），既能增加饱腹感，又能稳定血糖。尤其是碳水化合物，别“一刀切”！适量摄入全谷物、红薯等复杂碳水化合物，能促进血清素的合成，让心情“阴转晴”。

◎　设立“快乐餐额度”

每周安排 1 ~ 2 次“放纵餐”，吃点喜欢的食物。别把减肥当成苦行僧式的自虐，偶尔满足口腹之欲，反而能降低暴食风险。记住，吃了一顿炸鸡不代表“减肥失败”，及时调整后续饮食就行！

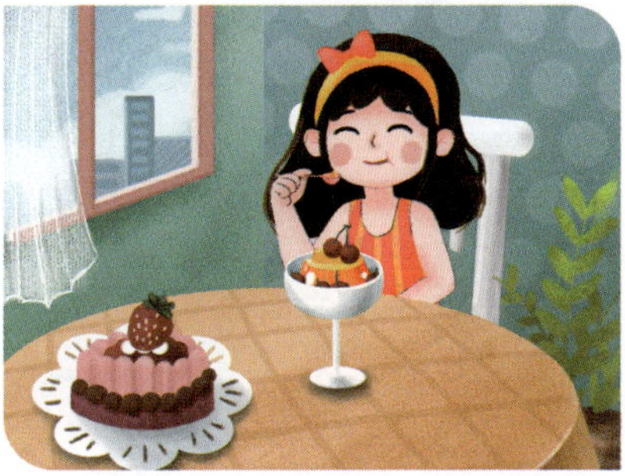

### 2. 智慧运动：释放压力的“快乐开关”

◎　找到适合自己的“运动搭子”

别盲目进行高强度训练！对糖尿病患者来说，游泳、快走、瑜伽等低强度运动更“友好”。运动时身体会分泌内啡肽和多巴胺，它们堪称“天然抗抑郁药”。哪怕每天散步 20 min，也能让心情舒畅不少。

◎　把运动变成“游戏闯关”

别总盯着体重秤！用手机记录运动时的心率、步数，或拍照对比体形变化。每完成一个小目标，就给自己一个奖励（如买束花、看场电影），把减肥变成充满成就感的“游戏”！

### 3. 心理建设：和自己“和解”的艺术

◎ 停止“身材焦虑”

减肥≠追求完美身材！把关注点从“我要瘦成闪电”转向“我的血糖更稳定了”“体能变好了”。接纳自己的不完美，才能摆脱情绪内耗。

◎ 建立“情绪树洞”

找朋友倾诉、写减肥日记，或加入“糖友”互助群。当你发现“原来大家都在经历这些”，焦虑感会瞬间减半。必要时寻求心理咨询师的帮助，专业人士能帮你解开情绪死结。

### 4. 睡眠管理：给情绪“按下重启键”

熬夜会放大负面情绪，而充足的睡眠能让大脑“一键恢复出厂设置”！每天保证 7 ~ 8 h 高质量睡眠，睡前避免刷手机，试试冥想或听白噪声。睡个好觉，第二天又是元气满满的减肥战士！

“糖友”们，减肥就像一场修行，情绪波动再正常不过！别因为一时的“翻车”自我否定，记住：健康才是终极目标。学会和情绪和解，用科学方法稳住心态，你终会收获一个轻盈、快乐的自己！

## 二、学会保持好心态，减肥轻松又愉快

亲爱的“糖友”们，当你盯着体重秤上“顽固”的数字，或是为一口美食纠结到“天人交战”时，有没有想过：减肥明明是为了健康

快乐，怎么反而成了“人间疾苦”？其实，比起管住嘴、迈开腿，保持好心态才是减肥路上的“终极外挂”！今天就跟着我这个营养科医生，把减肥从“渡劫模式”切换到“快乐副本”，让瘦身变得轻松又有趣！

## （一）坏心态如何“拖垮”减肥计划？

减肥就像一场“身心马拉松”，但很多人还没跑到终点，就被负面情绪“绊倒”了。这些心态“雷区”，你是不是也踩过？

### 1.“非黑即白”的极端思维

总觉得“吃一口蛋糕 = 减肥失败”“一天没运动 = 前功尽弃”，这种“完美主义”心态就像给自己戴上了“紧箍咒”。一旦犯错，立刻陷入自责、焦虑，甚至破罐子破摔：“反正都胖了，不如吃个痛快！”结果越吃越愧疚，越愧疚越失控，减肥计划彻底“翻车”。

### 2.“只看体重”的单一标准

把体重秤当成“审判官”，每天盯着数字患得患失。可体重就像个“调皮鬼”，它受水分、肌肉量、排便等因素影响，上下浮动是常态。研究显示，短期内体重波动不超过 3 斤都属于正常现象，但很多人因此焦虑到失眠，甚至盲目节食，反而损伤代谢。

### 3.“急于求成”的心态

幻想“一周瘦 10 斤”“一个月逆袭”，结果发现体重下降速度比蜗牛爬行速度还慢，瞬间丧失信心。但减肥本就是个“小火慢炖”的过程，过快减重不仅容易造成体重反弹，还会导致营养不良、脱发等问题。

### 4.“过度比较”的焦虑陷阱

刷到朋友圈里别人的“瘦身对比图”，立刻开始自我怀疑：“为什么我没效果？”“是不是方法不对？”但每个人的体质、代谢、生活习惯都不同，盲目比较就像用别人的剧本演自己的人生，越比较越焦虑，越比较越痛苦。

## （二）好心态才是减肥的“终极外挂”

别小瞧心态的力量！研究表明，积极的心理状态能让减肥效率提升 30%，还能降低抑郁风险。好心态究竟有多神奇？

### 1. 减少情绪性进食

心情愉悦时，大脑会分泌血清素和多巴胺，帮助控制食欲。这就像给贪吃的小恶魔戴上了“嘴套”，让你面对美食时多一份理智。

### 2. 提升运动动力

带着愉快的心情运动，身体会释放内啡肽，产生跑步快感。这种天然的“快乐药水”，能让你从“被迫运动”变成“主动享受”。

### 3. 稳定血糖水平

压力和焦虑会干扰胰岛素的正常工作，导致血糖波动。而好心态就像“定海神针”，帮助身体维持血糖稳定，让糖尿病管理事半功倍。

## （三）修炼“快乐减肥心”的实用指南

### 1. 学会和自己“和解”：减肥不是“自虐式苦行”

◎ 允许“犯错”

偶尔吃顿火锅、吃个蛋糕，别立刻给自己贴上“失败者”的标签。把“放纵餐”当成生活的“小彩蛋”，享受美食的同时，及时调整后续饮食，反而能降低暴食风险。

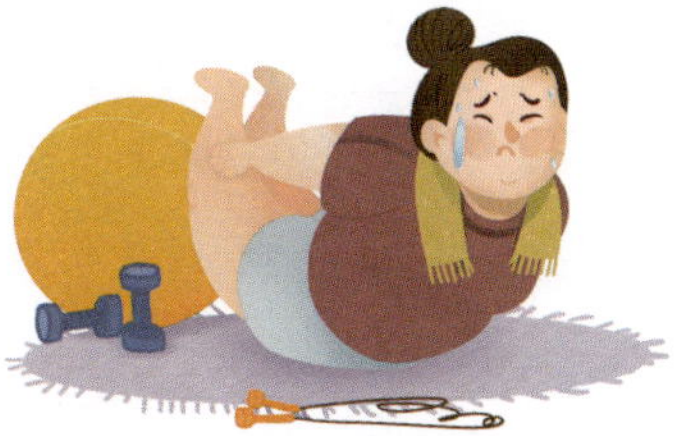

◎ 接纳不完美

体重有波动？腰围没变化？没关系！关注身体的积极变化——精力变好了、爬楼不喘了、血糖更稳定了……这些都是比数字更珍贵的收获。

### 2. “游戏化”思维：把减肥变成“升级打怪”

◎ 设定“闯关目标”

别盯着最终体重，把大目标拆解成小任务：比如连续 7 天早睡、每周运动3次、学会5道健康食谱。每完成一个任务，就给自己奖励（看场电影、买束花），积累“成就感经验值”。

◎　记录“成长日记”

用手机拍照、量腰围、记录体能变化，这些可视化的进步比体重数字更直观。就像游戏里的“成就系统”，越玩越上瘾！

### 3.“正念饮食”：让吃饭回归享受

◎　放下罪恶感

吃饭不是“犯罪”！每一口食物都在为身体提供能量，用心感受食物的味道、口感，细嚼慢咽，既能增加饱腹感，又能减少无意识进食。

◎　区分“真饿”和“假饿”

焦虑、无聊时想吃东西？先喝杯水，等10 min再判断是否真的饥饿。很多时候，我们只是被情绪支配的“吃货傀儡”。

### 4.“社交助力”：找到志同道合的“战友”

◎　加入互助小组

和“糖友”、减肥伙伴互相监督、分享经验。当你知道“大家都在努力”，孤独感和焦虑感会瞬间减半。

◎　寻求家人支持

告诉亲友你的减肥计划，让他们帮忙营造健康的饮食环境。比如，聚餐时主动提出“少油少盐”，把“劝吃”变成“鼓励”。

### 5.“自我关怀”：累了就歇会儿

减肥不是“拼命冲刺”，而是“终身长跑”。如果连续几天状态差、情绪低落，别硬撑！允许自己休息调整，睡个好觉、泡个热水澡，等电量充满再重新出发。记住，停下来，是为了更好地前进！

“糖友”们，减肥不是和自己的“对抗赛”，而是一场爱自己的“修行”。保持好心态，你会发现：瘦身不再是痛苦的坚持，而是充满惊喜的旅程！从今天起，放下焦虑，享受过程，让健康和快乐与你一路同行！

## 三、遇上减肥“平台期”，这样调整心态就对啦！

救命！体重不降了？教你破解减肥“平台期”的“玄学危机”

亲爱的“糖友”们，当你信心满满地执行减肥计划，突然发现体重连续几周“纹丝不动”，腰围也不再缩小，是不是感觉像被泼了盆冷水？别慌！这就是传说中的减肥“平台期”，堪称每个减肥人都会遭遇的“玄学关卡”。它就像游戏里突然出现的隐藏大魔王，看似难缠，实则有迹可循。今天咱们就来聊聊，如何用科学和心态双重“武器”，攻破这个让人崩溃的“体重堡垒”！

### （一）“平台期”：身体给你设的“防御机制”

很多人以为“平台期”是“减肥失败”的信号，其实恰恰相反！这是身体在喊：“我适应新变化啦！”当你通过饮食控制和运动消耗热量，身体会启动“节能模式”——降低基础代谢率、减少脂肪分解，就像手机电量不足时自动切换到“省电模式”。这背后有三大“幕后黑手”：

### 1. 代谢“踩刹车”

长期热量缺口会让身体误以为遭遇“饥荒”，于是降低甲状腺激素的分泌、减少肌肉的消耗，代谢速度直线下降 。研究显示，持续减肥 4~6 周后，基础代谢率可能降低 5% ~ 10%，相当于每天少消耗 100~200 kcal！

### 2. 激素“叛变”

瘦素分泌减少，胃饥饿素疯狂飙升，导致食欲大增；同时，胰岛素敏感性波动，血糖调节能力变差，进一步阻碍脂肪“燃烧”。简单来说，身体开始“搞破坏”，让你吃得更多、消耗的能量更少。

### 3. 肌肉“抗议”

运动初期，身体会分解脂肪和肌肉来供能。随着时间的推移，肌肉“吃不消”了，开始“罢工”。而肌肉量下降会直接影响代谢率，形成恶性循环。

## （二）“平台期”心态崩溃？这些误区正在“拖后腿”！

面对“平台期”，很多人会切换“心态崩塌”模式，一不小心就踩进这些“坑”：

1. 极端节食

以为“吃得越少瘦得越快”，结果每天只摄入 500 kcal 能量，身体直接拉响“饥荒警报”，代谢系统彻底“罢工”。

2. 疯狂加练

盲目增加运动强度，不仅容易受伤，还可能导致皮质醇升高，促进脂肪堆积。

3. 自我否定

陷入“我果然不行”的焦虑，甚至破罐子破摔：“反正瘦不下来，不如大吃一顿！”

## （三）破解“平台期”的“心态急救包”

1. 换个角度看“平台期”：它是“升级彩蛋”！

别把“平台期”当成敌人，而是把它看作身体发出的“挑战书”！这说明你的减肥方法已经达到阶段性效果，接下来需要“更新装备”。就像玩游戏时，要先升级技能、换套装备，才能顺利通关！研究表明，成功突破“平台期”后，后续减肥效率会更高。

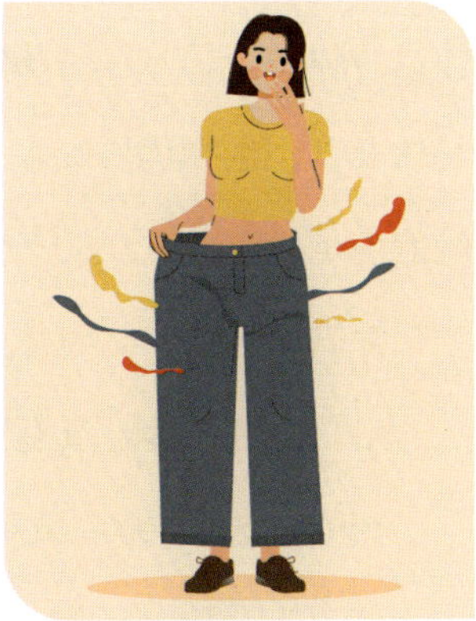

2. 停止“体重绑架”：关注这些“隐藏成就”

很多人盯着体重秤“走火入魔”，却忽略了身体的其他变化：

◎ 体能提升

以前爬楼梯气喘吁吁，现在轻松上、下五层楼。

◎ 体形变化

虽然体重没变，但腰围、臀围变小了，衣服更宽松了。

◎ 血糖稳定

空腹时血糖波动减少，胰岛素敏感性提高。

这些都是比体重更重要的“胜利勋章”！用软尺测量身体围度、拍照对比体形变化，或者记录运动时的心率、步数，把注意力从数字转移到真正的进步上。

### 3.“欺骗餐”战术：给身体“解个套”

别一听“欺骗餐”就觉得是“犯规”！科学安排“欺骗餐”（每周 1 次），能打破身体的“节能模式”，刺激代谢系统“重启”。就像给身体一个信号：“咦？饥荒结束了？那我继续干活！”但注意别暴饮暴食，选择优质碳水化合物（如杂粮饭）和蛋白质（如牛排），既能满足口腹之欲，又不会让血糖“坐过山车”。

### 4. 调整计划：给身体“制造新鲜感”

◎ 打乱饮食“节奏”

• 改变进食顺序：先吃蔬菜，再吃蛋白质，最后吃主食，延缓碳水化合物的吸收。

• 调整食物种类：用奇亚籽代替燕麦、用魔芋面代替普通面条，让身体“换换口味”。

• 增加膳食纤维：多吃绿叶菜、菌菇，增加饱腹感，促进肠道蠕动。

◎ 升级运动“装备”

• 加入力量训练：每周进行 2 ~ 3 次哑铃、弹力带训练，增加肌肉量，提升基础代谢率。

• 改变运动模式：把跑步换成游泳、瑜伽，或尝试高强度间歇训练（high-intensity interral training, HIIT），打破身体适应性。

• 调整运动时间：从晚上调整到早上，或把 30 min 连续运动拆分成 3 组 10 min，提高燃脂效率。

### 5.“躺平”也是战术：休息是为了更好地出发

如果连续几周状态差、情绪低落，别硬撑！休息 3 ~ 5 天，保证充足的睡眠，让身体和大脑“充充电”。睡眠不足会导致皮质醇升高、瘦素降低，反而不利于减肥 。睡前泡个热水澡、听白噪声，把自己当成“充电中的手机”，待电量满格再重新战斗！

“糖友”们，“平台期”不是终点，而是蜕变的转折点！记住，减肥是场持久战，比速度更重要的是坚持和智慧。用科学方法调整计划，用乐观心态迎接挑战，你终会突破瓶颈，收获更健康、更轻盈的自己！下次遇到“平台期”，不妨笑着说一声：“来得正好，看我放大招！”

## 四、找群小伙伴，一起减肥更有动力！

亲爱的“糖友”们，当你对着体重秤上不断攀升的数字摇头叹气，是不是总觉得踏上减肥这条路像独自攀登珠穆朗玛峰——孤独又艰难？别担心！今天我要告诉你一个超实用的秘密武器：找群小伙伴，一起减肥更有动力！这可不是普通的“搭子”，而是能让你在减重路上笑出腹肌、稳扎稳打的“快乐减脂联盟”！

### （一）为什么单打独斗容易“翻车”？先扒一扒人性的小弱点

想象一下：深夜 11 点，朋友圈突然弹出好友晒的炸鸡九宫格，配文“最后一顿，明天减肥”。这时，独自减肥的你可能会经历一场“天人交战”：“就吃一口应该没事吧？”“明天再开始也来得及？”而一旦“破戒”，愧疚感和挫败感又会像潮水般涌来。

这可不是因为你意志力薄弱，而是人性使然！美国心理学会的研究表明，人类大脑天然倾向于选择即时满足（如吃炸鸡带来的快乐），而非延迟满足（减肥成功后的健康收益）。再加上糖尿病患者需要严格控制饮食、规律运动，长期的自我约束很容易让人产生“自律疲劳”，最终导致心态“破罐子破摔”。

但如果此时，你的减肥群突然弹出一条消息：“@ 所有人 刚做完帕梅拉，暴汗的感觉超爽！”“今天用魔芋面复刻了炸酱面，好吃到哭！”这种社交支持能瞬间激活大脑的奖励机制，让你重新燃起斗志！

## （二）组队减肥的“魔法效应”：比健身房私教更管用？

### 1. “别人行，我也行”的镜像激励

心理学中的“社会比较理论”指出，当我们看到与自己相似的人成功时，会产生“他能做到，我也可以”的信念。比如，群里有人分享自己三个月减掉15斤的经验，你会下意识模仿他的饮食和运动方法，这种“榜样力量”比任何口号都更有说服力。

### 2. “社死”压力变动力

当你想偷偷喝奶茶时，一想到群里小伙伴的监督，是不是瞬间就清醒了？研究显示，公开承诺能显著提升目标完成率。在减肥群里打卡饮食、运动，就像给自己上了一道“无形的紧箍咒”，让你舍不得轻易“掉链子”。

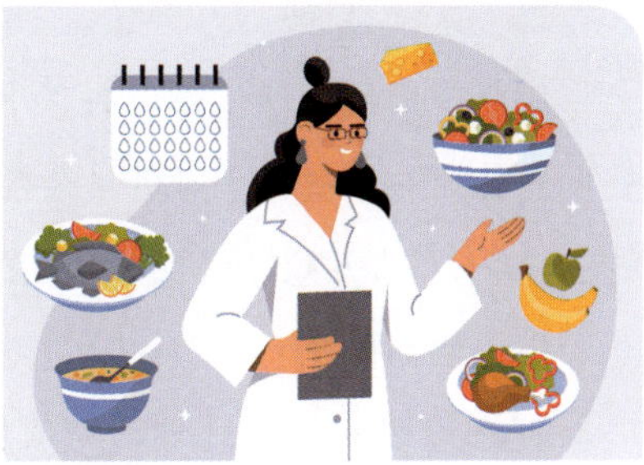

### 3. 知识共享：人人均是营养师的快乐

一个人琢磨食谱可能会绞尽脑汁，而一群人交流则能碰撞出

无限创意！你分享低升糖指数杂粮饭的做法，我推荐无糖酸奶水果碗，再集体吐槽那些“智商税”的减肥产品。这种知识共享不仅能帮你避开误区，还能让控糖减脂变得更有趣。

## （三）糖尿病患者专属的“减脂联盟”生存手册

### 1. 如何找到靠谱的“减肥搭子”？

◎ 精准定位

优先选择同患糖尿病、年龄相近、生活习惯相似的伙伴，比如，上班族可以建立“早餐打卡群”，宝妈可以组建“带娃运动小分队”。

◎ 考察“三观”

比起盲目追求减重速度，更要关注伙伴是否认同科学的减肥理念。避免加入极端节食或鼓吹快速减肥药的群组。

◎ “小而精”原则

建议 3 ~ 8 人建群，人太多容易消息刷屏，反而降低互动质量。

### 2. 群里该怎么玩？超实用打卡指南

◎ 饮食打卡

用手机应用程序记录三餐，重点标注碳水化合物的含量、烹饪方式。比如，“早餐：水煮蛋 + 杂粮粥 + 凉拌菠菜（碳水化合物的含量约为 30 g）”，群友互相点评“膳食纤维满分！”

◎ 运动接龙

制订每周的运动计划，完成后拍照打卡。可以玩“运动盲盒”

——每人轮流推荐 1 个 10 min 居家训练，避免枯燥。

◎ 情绪树洞

设立“吐槽日”，允许成员倾诉减肥焦虑。比如，有人说“今天聚餐破戒了，好难受”，群友可以用幽默的语言回应：“没事！吃都吃了，明天让脂肪‘血债血偿’！”

### 3. 科学减脂的硬核知识共享

◎ 碳水化合物含量计算小技巧

分享“手掌法则”估算主食量（1 拳粗粮 ≈ 25 g 碳水化合物），教大家用燕麦、魔芋制品替代精制米面。

◎ 低血糖应急方案

整理“零食红黑榜”，推荐坚果、无糖酸奶等健康食物，同时科普低血糖自救方法。

◎ 血糖监测经验

讨论不同食物对血糖的影响，比如，“吃红薯后的血糖比吃米饭后的血糖更稳定”，总结个性化饮食规律。

## （四）警惕！组队减肥的“踩坑指南”

### 1. 避免“比惨式安慰”

有人暴食后，不要回复“我也吃了，破罐子破摔吧”，而是鼓励他“一次失误不影响大局，明天继续加油！”

### 2. 拒绝道德绑架

群友没完成打卡时，避免指责，改为温和提醒：“需要帮忙制订计划吗？我可以分享经验”

### 3. 守住科学底线

发现有人宣传偏方、减肥药，及时科普正规治疗方法，必要时清理违规成员，维护群众专业性。

## （五）数据“说话”：组队减肥真的靠谱吗？

多项研究证实，社交支持能显著提升糖尿病患者的治疗依从性和减重效果：

一项发表于《柳叶刀》的随机对照试验显示，参与减肥互助小组的糖尿病患者，12 个月内体重平均下降 6.2 kg，显著高于独自减肥人群的 2.3 kg。

美国糖尿病协会（American Diabetes Association, ADA）指南明确指出，同伴支持可作为糖尿病管理的重要辅助手段，帮助患者改善血糖控制、降低心血管风险。

减肥不是一个人的战斗！

# 附　　录

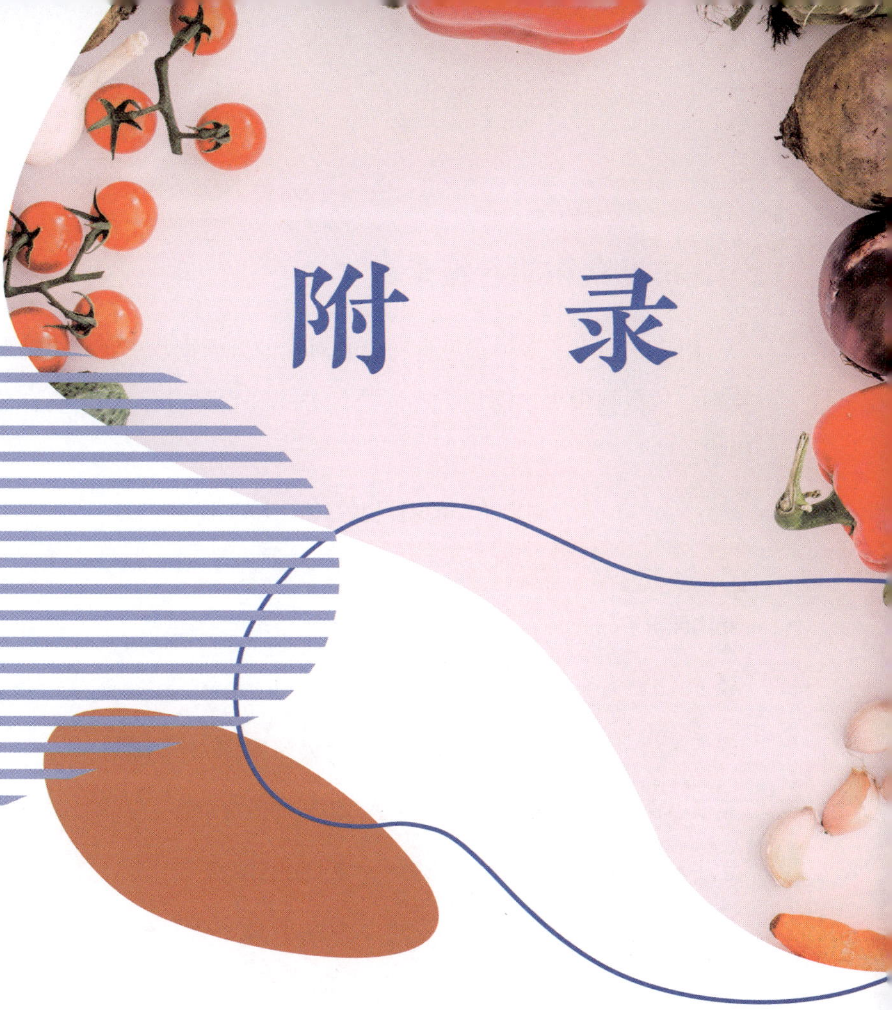

超实用减肥“小助手”来啦！

## 一、常见食物的升糖指数

附表 1 列出了多种常见食物及其对应的升糖指数，涵盖多种不同类别。从数据中可以看出，不同烹饪方式和食材组合对 GI 值有显著影响。

**附表 1　常见食物的升糖指数对比表**

| 食物 | GI 值 | 食物 | GI 值 |
|---|---|---|---|
| 猪肉炖粉条 | 16.7 | 粗的硬质小麦扁面条 | 46 |
| 饺子（三鲜馅） | 28 | 加鸡蛋的硬质小麦扁面条 | 49 |
| 米饭 + 鱼 | 37 | 75% ~ 80% 大麦粒面包 | 34 |
| 硬质小麦粉馄饨（肉馅） | 39 | 50% 大麦粒面包 | 46 |
| 包子（芹菜猪肉馅） | 39.1 | 混合谷物面包 | 45 |
| 馒头 + 芹菜炒鸡蛋 | 48.6 | 50% ~ 80% 碎小麦粒面包 | 52 |
| 馒头 + 酱牛肉 | 494 | 45% ~ 50% 燕麦麸面包 | 47 |
| 饼 + 鸡蛋炒木耳 | 52.2 | 80% 燕麦粒面包 | 45 |
| 大麦粒（煮制） | 25 | 黑麦粒面包 | 50 |
| 整粒黑麦（煮制） | 34 | 稻麸 | 19 |
| 整粒小麦（煮制） | 41 | 全麦维（家乐氏） | 42 |
| 荞麦方便面 | 53.2 | 玉米面粥 | 50.9 |

续表

| 食物 | GI 值 | 食物 | GI 值 |
|---|---|---|---|
| 荞麦（煮制） | 54 | 玉米糁粥 | 51.8 |
| 黑米 | 42.3 | 大豆罐头 | 14 |
| 即食大米（煮制 1 min) | 46 | 大豆 | 18 |
| 直链淀粉含量高的非黏性半熟大米（煮制） | 50 | 五香蚕豆 | 16.9 |
| 强化蛋白质的意大利式细面条（煮制 7min) | 27 | 扁豆 | 38 |
| 意大利式全麦粉细面条 | 37 | 冻豆腐 | 22.3 |
| 意大利式全麦粉细面条（煮制 15 ~ 20 min) | 41 | 豆腐干 | 23.7 |
| 含水果干的小麦面包 | 47 | 炖鲜豆腐 | 31.9 |
| 线面条（通心面粉，实心，直径约为 1.5 mm) | 35 | 红小扁豆 | 26 |
| 通心粉（管状空心，直径约为 6.35 mm，煮制 5 min) | 45 | 牛奶蛋糊（牛奶 + 淀粉 + 鸡蛋） | 43 |
| 绿小扁豆 | 30 | 低脂冰淇淋 | 50 |
| 四季豆 | 27 | 达能牛奶香脆 | 39.1 |
| 高压处理的四季豆 | 24 | 达能闲趣饼干 | 39.1 |

续表

| 食物 | GI 值 | 食物 | GI 值 |
|---|---|---|---|
| 绿豆 | 27.2 | 燕麦粗粉饼干 | 47.1 |
| 绿豆挂面 | 33.4 | 樱桃 | 22 |
| 粉丝汤（豌豆） | 31.6 | 李子 | 42 |
| 干黄豆（加拿大产，煮制） | 32 | 柚子 | 25 |
| 青刀豆（加拿大产） | 39 | 鲜桃 | 28 |
| 黑眼豆 | 42 | 生香蕉 | 30 |
| 罗马诺豆 | 46 | 熟香蕉 | 52 |
| 土豆粉条 | 13.6 | 雪魔芋 | 17 |
| 甜土豆<br>（白薯、甘薯、红薯） | 54 | 干杏 | 31 |
| 藕粉 | 32.6 | 梨 | 36 |
| 苕粉 | 34.5 | 苹果 | 36 |
| 蒸芋头 | 47.9 | 柑 | 43 |
| 山药 | 51 | 葡萄 | 43 |
| 低脂奶粉 | 11.9 | 猕猴桃 | 52 |
| 降糖奶粉 | 26 | 水蜜桃汁 | 32.7 |
| 老年奶粉 | 40.8 | 苹果汁 | 41 |

续表

| 食物 | GI 值 | 食物 | GI 值 |
|---|---|---|---|
| 克糖奶粉 | 47.6 | 未加糖的柚子果汁 | 48 |
| 低脂酸乳酪（加人工甜味剂） | 14 | 可乐 | 40.3 |
| 低脂酸乳酪（加水果和糖） | 33 | 果糖 | 23 |
| 一般的酸乳酪 | 36 | 乳糖 | 46 |
| 牛奶（加人工甜味剂和巧克力） | 24 | 花生 | 14 |
| 全脂牛奶 | 27 | 西红柿汤 | 38 |
| 牛奶 | 27.6 | 巧克力 | 49 |
| 脱脂牛奶 | 32 | 小麦饼干 | 70 |
| 米饭 + 芹菜 + 猪肉 | 57.1 | 白小麦面包 | 70 |
| 米饭 + 蒜苗 | 57.9 | 黑麦粉面包 | 65 |
| 米饭 + 菜苗 + 鸡蛋 | 67.1 | 燕麦麸 | 55 |
| 馒头 + 黄油 | 68 | 小麦片 | 69 |
| 玉米粉 + 人造黄油（煮制） | 69 | 小米粥 | 61.5 |
| 大麦粉 | 66 | 大米糯米粥 | 65.3 |
| 荞麦面面条 | 59.3 | 大米粥 | 69.4 |
| 荞麦面馒头 | 66.7 | 即食羹 | 69.4 |
| 甜玉米（煮制） | 55 | 爆玉米花 | 55 |

续表

| 食物 | GI 值 | 食物 | GI 值 |
|---|---|---|---|
| （粗磨）玉米粉（煮制） | 68 | 酥皮糕点 | 59 |
| 二合面窝头 | 64.9 | 比萨饼（含乳酪） | 60 |
| 直链淀粉含量高的白大米（煮制） | 59 | 蒸粗麦粉 | 65 |
| 意大利式硬质小麦细面条（煮制 12 ~ 20 min） | 55 | 黄豆挂面 | 66.6 |
| 细的硬质小麦扁面条 | 55 | 煮的白土豆 | 56 |
| 80% ~ 100% 大麦粉面包 | 66 | 蒸的白土豆 | 65 |
| 粗面粉面包 | 64 | 糖浓度高的桃罐头 | 58 |
| 汉堡包（加拿大产） | 61 | 淡味果汁杏罐头 | 64 |
| 新月形面包（加拿大产） | 67 | 淡黄色无核小葡萄 | 56 |
| 白高纤维小麦面包 | 68 | （无核）葡萄干 | 64 |
| 全麦粉面包 | 69 | 芒果 | 55 |
| 油炸土豆片 | 60.3 | 巴婆果 | 58 |
| 煮土豆 | 66.4 | 麝香瓜 | 65 |
| 鲜土豆 | 62 | 菠萝 | 66 |
| 白土豆泥 | 70 | 橘子汁 | 57 |
| 甜菜 | 64 | 芬达软饮料 | 68 |
| 冰淇淋 | 61 | 蔗糖 | 65 |
| 高纤维黑麦薄脆饼干 | 64 | 即食大米（煮制 6 min) | 87 |

续表

| 食物 | GI 值 | 食物 | GI 值 |
|---|---|---|---|
| 竹芋粉饼干 | 66 | 白小麦面馒头 | 88.1 |
| 米饭 + 猪肉 | 73.3 | 蚕豆 | 79 |
| 牛肉面 | 88.6 | 用微波炉烤的白土豆 | 82 |
| 直链淀粉含量低的半熟大米（煮制） | 87 | 土豆泥 | 73 |
| 直链淀粉含量低的白大米（煮制） | 88 | 土豆方便食品 | 83 |
| 大米饭 | 88 | 无油脂烧烤土豆 | 85 |
| 小米（煮制） | 71 | 胡萝卜 | 71 |
| 糙米（煮制） | 87 | 蒸红薯 | 76.7 |
| 糯米饭 | 87 | 酸奶 | 83 |
| 面条（一般的小麦面条） | 81.6 | 苏打饼干 | 72 |
| 去面筋的小麦面包 | 90 | 米饼 | 82 |
| 法棍面包 | 95 | 西瓜 | 72 |
| 白小麦面包 | 105.8 | 蜂蜜 | 73 |
| 玉米片 | 73 | 白糖 | 83.8 |
| 高纤维玉米片 | 74 | 葡萄糖 | 97 |
| 可可米（家乐氏） | 77 | 麦芽糖 | 105 |
| 卜卜米（家乐氏） | 88 | 南瓜 | 75 |

续表

| 食物 | GI 值 | 食物 | GI 值 |
|---|---|---|---|
| 桂格燕麦片 | 83 | 胶质软糖 | 80 |
| 油条 | 74.9 | 烙饼 | 79.6 |

## 二、1 400 kcal 减脂食谱：14 天不重样，跟着吃，心里“门儿清”！

1 400 kcal 减脂食谱提供了多样化的餐单选择，既保证营养均衡，又能灵活适应不同需求，见附表 2 ~ 附表 15。

附表 2　14 天 1 400 kcal 减脂食谱第 1 天详细餐单

| 餐次 | 餐品 | 食材质量 |
|---|---|---|
| 早餐 | 红薯燕麦饼 | 红薯 100 g、燕麦 25 g |
| | 鸡蛋 | 鸡蛋 60 g |
| | 牛奶 | 全脂牛奶 300 mL/ 脱脂牛奶 500 mL |
| 午餐 | 南瓜饭 | 南瓜 50 g、大米 75 g |
| | 杂蔬炒鸡丁 | 鸡肉 50 g、各种时蔬 100 g、食用油 10 g |
| 晚餐 | 山药馒头 | 山药 50 g、面粉 50 g |
| | 冬瓜虾 | 冬瓜 100 g、虾 60 g、配菜 50 g、食用油 10 g |
| | 拌豆腐 | 南豆腐 75 g |

附表 3　14 天 1 400 kcal 减脂食谱第 2 天详细餐单（第 1 天不方便做饭版）

| 餐次 | 餐品 | 食材质量 |
|---|---|---|
| 早餐 | 蒸红薯 | 红薯 100 g |
| | 鸡蛋 | 鸡蛋 60 g |
| | 牛奶燕麦粥 | 全脂牛奶 300 mL、燕麦 25 g |
| 午餐 | 蒸南瓜配米饭 | 南瓜 50 g、大米 75 g |
| | 去皮烤鸡腿 | 鸡肉 50 g |
| | 蔬菜沙拉 | 各种时蔬 100 g、油醋汁 15 mL |

续表

| 餐次 | 餐品 | 食材质量 |
|---|---|---|
| 晚餐 | 杂粮馒头 | 杂粮 15 g、面粉 50 g |
| | 水煮虾 | 虾 60 g |
| | 豆皮拌菜 | 豆皮 25 g、各色蔬菜 150 g、调料 10 g |

**附表 4　14 天 1 400 kcal 减脂食谱第 3 天详细餐单**

| 餐次 | 餐品 | 食材质量 |
|---|---|---|
| 早餐 | 玉米烙 | 玉米粒 100 g、淀粉 25 g |
| | 茶叶蛋 | 鸡蛋 60 g |
| | 牛奶 | 全脂牛奶 300 mL/ 脱脂牛奶 500 mL |
| 午餐 | 糙米花卷 | 糙米粉 25 g、面粉 50 g |
| | 彩椒炒肉丝 | 猪里脊 50 g、彩椒 100 g、食用油 10 g |
| 晚餐 | 番茄蔬菜饭 | 番茄 50 g，（豌豆、胡萝卜、土豆等）50 g，大米 50 g |
| | 炒花蛤 | 花蛤 60 g、配菜 50 g、食用油 10 g |

**附表 5　14 天 1 400 kcal 减脂食谱第 4 天详细餐单（第 3 天不方便做饭版）**

| 餐次 | 餐品 | 食材质量 |
|---|---|---|
| 早餐 | 即食玉米 | 200 g |
| | 鸡蛋 | 60 g |
| | 牛奶 | 全脂牛奶 300 mL/ 脱脂牛奶 500 mL |

续表

| 餐次 | 餐品 | 食材质量 |
| --- | --- | --- |
| 午餐 | 杂粮饭 | 杂粮 25 g、大米 75 g |
| | 叉烧肉 | 猪肉 50 g |
| | 白灼时蔬 | 各种时蔬 100 g、白灼汁 15 mL |
| 晚餐 | 鲜虾三明治 | 鲜虾 60 g、吐司 70 g、配菜 50 g、芝士 1 片 |
| | 豆浆 | 150 mL |

**附表 6　14 天 1 400 kcal 减脂食谱第 5 天详细餐单**

| 餐次 | 餐品 | 食材质量 |
| --- | --- | --- |
| 早餐 | 家常面 | 面条 70 g、蛋 60 g、蔬菜 50 g |
| | 牛奶 | 全脂牛奶 300 mL/ 脱脂牛奶 500 mL |
| 午餐 | 土豆焖饭 | 土豆 100 g、大米 50 g |
| | 蒜薹炒肉 | 猪里脊 50 g、蒜薹 100 g、食用油 10 g |
| 晚餐 | 紫米饭 | 紫米 25 g、大米 50 g |
| | 上汤娃娃菜 | 娃娃菜 100 g、食用油 10 g |
| | 蒸鱼片 | 鱼肉 40 g、配菜 50 g |

**附表 7　14 天 1 400 kcal 减脂食谱第 6 天详细餐单（第 5 天不方便做饭版）**

| 餐次 | 餐品 | 食材质量 |
| --- | --- | --- |
| 早餐 | 蔬菜拌面 | 方便拌面饼 1 份（70 g）、蔬菜 50 g、芝麻酱 10 mL |
| | 牛奶 | 全脂牛奶 300 mL/ 脱脂牛奶 500 mL |

续表

| 餐次 | 餐品 | 食材质量 |
| --- | --- | --- |
| 午餐 | 米饭 | 大米 75 g |
| | 豉汁蒸排骨 | 排骨 100 g、豆豉 5 g |
| | 蒜蓉西蓝花 | 西蓝花 100 g、蒜泥 10 g、食用油 10 g |
| 晚餐 | 紫米馒头 | 紫米 25 g、面粉 50 g |
| | 溜鱼片 | 鱼肉 50 g、配菜 50 g |
| | 青椒豆皮 | 青椒 50 g、豆皮 25 g |

**附表 8　14 天 1 400 kcal 减脂食谱第 7 天详细餐单**

| 餐次 | 餐品 | 食材质量 |
| --- | --- | --- |
| 早餐 | 蔬菜燕麦粥 | 大米 25 g、燕麦 25 g、蔬菜 50 g |
| | 牛奶 | 全脂牛奶 300 mL/ 脱脂牛奶 500 mL |
| 午餐 | 二米饭 | 小米 25 g、大米 50 g |
| | 芹菜炒牛肉 | 牛里脊 50 g、芹菜 100 g、食用油 10 g |
| 晚餐 | 山药发糕 | 山药 100 g、面粉 50 g |
| | 拌白菜丝 | 白菜 100 g、配菜 50 g、拌菜汁 10 g |
| | 蒜蓉粉丝虾 | 虾仁 60 g、配菜 50 g、蒜蓉 10 g、粉丝 5 g |

附表 9　14 天 1 400 kcal 减脂食谱第 8 天详细餐单（第 7 天不方便做饭版）

| 餐次 | 餐品 | 食材质量 |
|---|---|---|
| 早餐 | 酸奶燕麦碗 | 酸奶 200 g、燕麦 50 g |
| | 水煮蛋 | 60 g |
| 午餐 | 米饭 | 大米 75 g |
| | 酱牛肉 | 50 g |
| | 白灼西生菜 | 西生菜 100 g、食用油 10 g |
| 晚餐 | 蒸山药配米饭 | 山药 100 g、大米 50 g |
| | 鲜虾炖白菜 | 鲜虾 60 g、白菜 100 g、配菜 50 g、食用油 10 g |

附表 10　14 天 1 400 kcal 减脂食谱第 9 天详细餐单

| 餐次 | 餐品 | 食材质量 |
|---|---|---|
| 早餐 | 玉米粒肉松三明治 | 吐司 70 g、玉米粒 50 g、肉松 5 g |
| | 牛奶 | 全脂牛奶 300 mL/ 脱脂牛奶 500 mL |
| 午餐 | 糙米饭 | 糙米 25 g、大米 50 g |
| | 排骨炖豆角 | 排骨 100 g、豆角 100 g、食用油 10 g |
| 晚餐 | 葱香饼 | 面粉 75 g、葱花 25 g |
| | 清汤麻辣烫 | 花蛤 60 g、蔬菜 150 g、调味料 10 g |

附表 11　14 天 1 400 kcal 减脂食谱第 10 天详细餐单（第 9 天不方便做饭版）

| 餐次 | 餐品 | 食材质量 |
|---|---|---|
| 早餐 | 全麦吐司 | 70 g |
| | 水煮蛋 | 60 g |
| | 牛奶 | 全脂牛奶 300 mL/ 脱脂牛奶 500 mL |
| 午餐 | 米饭 | 大米 75 g |
| | 熏排骨 | 100 g |
| | 清炒西蓝花 | 西蓝花 100 g、食用油 10 g |
| 晚餐 | 清汤麻辣烫配面 | 面条 105 g、花蛤 60 g、蔬菜 150 g、调味料 10 g |

附表 12　14 天 1 400 kcal 减脂食谱第 11 天详细餐单

| 餐次 | 餐品 | 食材质量 |
|---|---|---|
| 早餐 | 土豆蔬菜饼 | 土豆 50 g、面粉 50 g、蔬菜 50 g |
| | 牛奶 | 全脂牛奶 300 mL/ 脱脂牛奶 500 mL |
| 午餐 | 红豆米饭 | 红豆 25 g、大米 50 g |
| | 番茄牛肉 | 牛肉 80 g、番茄 100 g、食用油 10 g |
| 晚餐 | 蔬菜炒荞麦面 | 荞麦面条 75 g、蔬菜 100 g、食用油 10 g |
| | 虾仁金针菇菠菜汤 | 虾仁 60 g，（金针菇、菠菜）150 g，调味料 10 g |

附表 13　14 天 1 400 kcal 减脂食谱第 12 天详细餐单(第 11 天不方便做饭版)

| 餐次 | 餐品 | 食材重量 |
|---|---|---|
| 早餐 | 土豆泥配面包 | 土豆 100 g、面包 35 g |
| | 水煮蛋 | 60 g |
| | 牛奶 | 全脂牛奶 300 mL/ 脱脂牛奶 500 mL |
| 午餐 | 番茄肉酱面 | 番茄 100 g、猪肉 80 g、意大利面 105 g |
| | 清炒木耳 | 木耳及配菜 100 g、食用油 10 g |
| 晚餐 | 五谷饭 | 杂粮米 50 g、大米 25 g |
| | 丝瓜口蘑炒虾球 | 虾 60 g，（丝瓜、口蘑）150 g，食用油 10 g |

附表 14　14 天 1 400 kcal 减脂食谱第 13 天详细餐单

| 餐次 | 餐品 | 食材重量 |
|---|---|---|
| 早餐 | 奶香紫薯燕麦粥 | 全脂奶 300 g、紫薯 50 g、燕麦 50 g |
| | 鸡蛋 | 60 g |
| 午餐 | 二米饭 | 小米 25 g、大米 50 g |
| | 蒜香排骨 | 排骨 100 g、蒜末 100 g、食用油 10 g |
| 晚餐 | 发糕 | 面粉 75 g |
| | 娃娃菜蒸牛肉 | 牛肉 30 g、娃娃菜 150 g、调味料 10 g |

附表 15　14 天 1 400 kcal 减脂食谱第 14 天详细餐单(第 13 天不方便做饭版)

| 餐次 | 餐品 | 食材重量 |
| --- | --- | --- |
| 早餐 | 蒸紫薯 | 200 g |
| | 水煮蛋 | 60 g |
| | 牛奶 | 全脂牛奶 300 mL/ 脱脂牛奶 500 mL |
| 午餐 | 米饭 | 大米 75 g |
| | 玉米蒸排骨 | 排骨 100 g、玉米 50 g |
| | 清炒荷兰豆 | 荷兰豆 100 g、食用油 10 g |
| 晚餐 | 山药疙瘩汤 | 面疙瘩 70 g、山药 50 g、调味料 10 g |
| | 葱油豆皮 | 豆皮 25 g、葱花 50 g |

附表 16 是能量为 1 400 kcal 食物交换份分配方案，接下来开动脑筋来为自己量身定制食谱吧！

附表 16　1 400 kcal 食物交换份分配表

| 食物类别 | 份数 | 内容 |
| --- | --- | --- |
| 谷薯类 | 8 | 全谷物 / 杂豆类 1 份：25 g，如燕麦、糙米、绿豆、芸豆、豌豆等<br>薯类 2 份：200 g，如甘薯、山药、马铃薯、芋头等<br>谷类 4 份：100 g，如大米、面粉、玉米面等<br>主食制品 1 份：35 g，如荞麦面条、馒头、花卷、烧饼、面包等 |

续表

| 食物类别 | 份数 | 内容 |
| --- | --- | --- |
| 蔬果类 | 1 | 嫩茎叶花菜 0.5 份：150 g，如菠菜、芹菜、白菜、菜花等<br>茄果类 0.25 份：100 g，如西红柿、茄子、西葫芦、黄瓜、丝瓜等<br>蘑菇类 0.25 份：50 g，如鲜蘑、金针菇、平菇等 |
| 肉蛋豆类 | 3 | 畜肉类 1 份：瘦畜肉 80 g、禽肉 50 g<br>水产类 0.5 份：虾蟹贝类 60 g、鱼类 40 g<br>蛋类 1 份：鸡蛋 60 g<br>豆类 0.5 份：南豆腐 75 g、豆皮 25 g、豆浆 150 mL |
| 乳制品类 | 2 | 全脂奶 150 mL+ 无糖酸奶 100 g |
| 油脂类 | 2 | 大豆油 20 g |

# 打卡手账

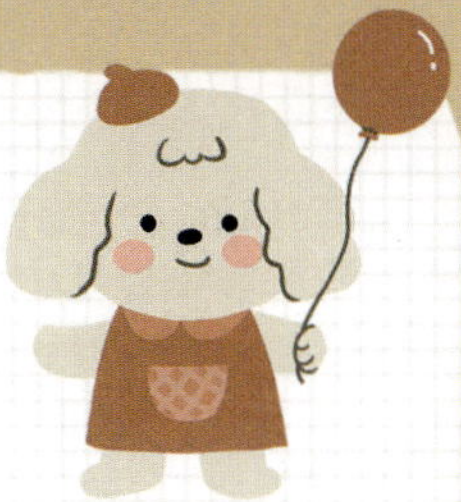

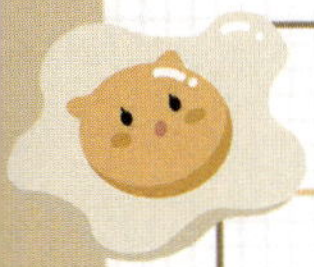